dtv

In Nepal, dem Heimatland der Autorin Nasma Scheibler-Shrestha, lernt jede Frau die traditionelle Babymassage bei der Geburt ihres ersten Kindes von der eigenen Mutter. Die Babys gedeihen dabei prächtig, typische Säuglingsbeschwerden, wie z. B. Dreimonatskoliken, treten dort viel seltener auf. Von der jahrhundertealten Erfahrung können auch moderne Eltern und vor allem ihre Kinder profitieren. Denn nichts sorgt für ein innigeres Verhältnis als ausgiebiger, auf die jeweilige Entwicklung abgestimmter Körperkontakt, denn natürlich wird ein Frühgeborenes anders massiert als ein robustes Kleinkind. Die innere Einstellung, aber auch die praktischen Voraussetzungen – Ort, Zeitpunkt, Öle – müssen stimmen. Die richtige Massagetechnik lernen Eltern in diesem Ratgeber Schritt für Schritt kennen. Außerdem geben die Autorinnen Antworten auf die häufigsten Elternfragen.

Nasma Scheibler-Shrestha, geboren 1956, ist in einer Newar-Familie in Nepal aufgewachsen. Für ihr Studium als Bauzeichnerin zog sie nach Kathmandu ins Stammhaus ihrer Großfamilie. Nach mehrjährigem Einsatz in der Entwicklungshilfe lebt sie heute mit ihrem Mann und drei Kindern in Zürich. Sie hält in der ganzen Schweiz Vorträge über Babymassage und gibt auch praktische Kurse.

Ruth Lehmann, geboren 1955, ist Gymnastiklehrerin. Sie gibt Kurse für Geburtsvorbereitung, Rückbildung, unterrichtet verschiedene Entspannungs- und Massagetechniken und ist außerdem im sozialpädagogischen Bereich als Erwachsenenbildnerin tätig.

Nasma Scheibler-Shrestha
Ruth Lehmann

Babymassage

Die Sprache der sanften Berührung in der Newar-Tradition

Mit Fotos von Albert Zimmermann
und Zeichnungen von Giovanni Scheibler

Deutscher Taschenbuch Verlag

Anschriften der Autorinnen:

Nasma Scheibler-Shrestha
Rütschistr. 21
CH-8037 Zürich

Ruth Lehmann
Sauerlacher Str. 60 c
D-82515 Wolfratshausen

Originalausgabe
Mai 1998

Umschlagkonzept: Balk & Brumshagen
Umschlagbild: Albert Zimmermann
Satz und Gestaltung: Hartmut Czauderna, Gräfelfing
Gesetzt aus der 10,6/12,8˙ Times Roman
auf Apple Macintosh, Quark XPress
Druck und Bindung: C. H. Beck'sche Buchdruckerei,
Nördlingen
Gedruckt auf säurefreiem, chlorfrei gebleichtem Papier
Printed in Germany ISBN 3-423-36091-7

Inhalt

Mein Kind,
Dich betrachten,
beachten,
kneten,
reiben,
streicheln.
Stille.
Köstlich.

Unerwartet
fließt
ein Strom
aus Wonne
und Zärtlichkeit
von Dir zu mir,
von mir zu Dir,
mein Kind.

Ruth Lehmann

Vorwort

Was uns Westlern als Kunst erscheint, ist in Nepal ein selbstverständlicher Teil des Lebens: Eine Frau, die geboren hat, zieht sich mit ihrem Kinde von der alltäglichen Hausarbeit zurück, nährt das Baby, pflegt und massiert es schon vom ersten Tag an, während sie selber von den anderen Frauen der Familie gepflegt und massiert wird. So erstaunt es nicht, daß in Nepal postpartale Depressionen kaum bekannt sind.

Ihr Wissen und Können hat Nasma Scheibler-Shrestha in ihre neue europäische Heimat mitgebracht und nicht nur ihren eigenen Kindern, sondern in unzähligen Kursen auch Kindern anderer Mütter zugute kommen lassen.

Längst ist erwiesen, daß Berührungsreize der Haut das Nervensystem stimulieren und daß durch Massage Durchblutung und Stoffwechsel angeregt werden. Zudem ist Massage eine ganzheitliche Methode, die Körper und Seele gleichermaßen berührt und wohltut. Beim Baby fördert sie auf lustvolle Art die Entwicklung des Nervensystems und die körperliche Beweglichkeit. Der Kontakt zwischen Mutter und Kind wird noch intensiviert. Daß die Säuglinge diese Art der Pflege durchaus genießen, davon durfte ich mich bei Gelegenheit selber überzeugen. Wer je einen Kurs in der Babymassage der Newar-Tradition besucht hat, wünschte sich, als Kind selber die Wohltat der massierenden Hände erlebt haben zu dürfen.

Dr. med. Judit Pòk Lundquist
Oberärztin Dept. Frauenheilkunde
Universitätsspital Zürich

Einleitung
von Nasma Scheibler-Shrestha

Bhimpedi. Ein kleines Dorf, zwei Tagesmärsche südlich des Kathmandu-Tales hinter der ersten Himalaya-Gebirgskette, ein Siedlungsgebiet der Newar. Dort verbrachte ich meine Kindheit und Jugend. In der Geborgenheit meiner Großfamilie lernte ich Sitten, Bräuche und den bei uns üblichen Alltag kennen. Abend für Abend erzählten mir die Großeltern am Feuer von der Familiengeschichte und ihren Traditionen. Und bereits damals beobachtete ich die Babymassage als natürlichen Bestandteil des Tagesablaufs.

Die Newar sind die einzige Volksgruppe in Nepal mit einer uralten, urbanen Kultur und Lebensweise. Sie haben eine tibeto-burmesische Abstammung und zählen zu den Ureinwohnern Nepals. Ihr derzeitiger Anteil an der Bevölkerung beträgt knapp 5 Prozent. Ungefähr 80 Prozent der Newar sind Hindus, ca. 20 Prozent Buddhisten.

Innerhalb des hinduistischen Kastensystems gehören meine Eltern zu den Händlern und Beamten und führten dementsprechend ein Handelsgeschäft. Bedingt durch ihre soziale Stellung, konnten sie mir eine höhere Schulbildung in Kathmandu ermöglichen. Nach Abschluß einer Ausbildung am Engineering-Institut als Hochbauzeichnerin wurde ich im Rahmen eines nepalesisch-deutschen Stadtentwicklungs-Projektes angestellt. Da mich diese Tätigkeit oft in die Häuser der noch sehr traditionell lebenden Bevölkerung führte, konnte ich eine enge Beziehung zu ihr aufbauen. Somit erfuhr ich noch viel mehr über die überlieferten Gewohnheiten und Gebräuche der verschiedenen Newar-Kasten und verstand ihre gesellschaftlichen und kulturellen Aspekte besser.

Eine hierzulande eher ungewohnte, dort aber alltägliche Tradition ist die Babymassage. Bei schönem Wetter sieht man vor Türen oder auf Terrassen Mütter, die ihre Babies ganz selbstverständlich massieren.

1981 entschloß ich mich, mit meinem Ehemann zusammen eine gemeinsame Zukunft in seiner Heimat, der Schweiz, aufzubauen. Schon bald nach unserer Ankunft begann ich meine Landessprache, Nepali, zu unterrichten. Gleichzeitig tastete ich mich langsam an die westliche Kultur heran. Ich lernte die hiesige Lebensweise und Religionen, die ästhetischen, geistigen und moralischen Werte kennen. Besonders die Sitten, Gebräuche und Familienstrukturen stehen in starkem Gegensatz zur mir vertrauten Großfamilie, die Rückhalt und Sicherheit bietet und die ich dementsprechend auch vermißte.

Während meiner ersten Schwangerschaft 1983 mußte ich erkennen, daß zur Beratung während der Schwangerschaft und für die Geburt keine privaten Ansprechpartner verfügbar waren. Diese Aufgabe hätten in meiner Heimat einerseits die älteren Frauen der Großfamilien mütterlicher- und väterlicherseits übernommen und andererseits die traditionelle Hebamme. Im Gegensatz zu den Newar-Frauen, die ihre Kinder üblicherweise zu Hause gebären, vereinbarte ich eine Geburt in der Klinik.

Glücklicherweise reiste meine Mutter zum Geburtstermin an und vermittelte mir noch im Spital – wie in der newarischen Tradition üblich – Wissen über das Wochenbett und die Säuglingspflege. So brachte sie auch zum Erstaunen von Ärzten, Hebammen und Krankenschwestern traditionelles Senföl sowie Baumwolltücher mit und massierte meine Tochter Maya rundherum liebevoll. Für meine Mutter war diese Art der Babypflege ganz alltäglich. Das Klinikpersonal schenkte diesen zärtlichen Berührungen große Aufmerksamkeit, was mich auf die Idee brachte, selbst Kurse für Babymassage zu geben. Seither unterrichte ich an Krankenschwestern- und Hebammen-Schulen, bei Eltern-Vereinen und anderen Interessierten in der ganzen Schweiz.

Seit mehr als zehn Jahren beobachte ich, wie das Massieren die seelische und körperliche Entwicklung der Kinder wirkungsvoll fördert. Deshalb möchte ich mit diesem Buch Eltern und allen, die Babys betreuen, mein Wissen über die traditionelle Babymassage der Newar nahebringen.

Einleitung

von Ruth Lehmann

Die Babymassage ist eine im Westen noch nicht so lange bekannte Form der nachgeburtlichen Kontaktaufnahme zum Kind. Von F. Leboyer wurden erste Impulse ungefähr 1980 gegeben. Seine neuartigen, tiefgründigen Betrachtungen über Schwangerschaft, Geburt sowie die sanfte, achtsame, über die übliche Pflege hinausgehende Behandlung des Neugeborenen haben auch mich schon früh fasziniert. Damals befand ich mich gerade in der Ausbildung zur Gymnastiklehrerin und Geburtsvorbereiterin in Zürich und verfolgte mit größtem Interesse die Entwicklungen in diesem Bereich. Viele dieser Anregungen kamen der humanistischen Erziehung, die ich in meinem Elternhaus genießen durfte, sehr entgegen. Bedingt durch meine eigene Schwangerschaft, veränderten sich meine Lebensziele und -inhalte. Lebensqualität und Förderung des Wohlbefindens rückten zusehends in den Mittelpunkt meines Interesses. Deshalb massierte ich meinen Sohn Tom, der im Mai 1983 zur Welt kam, begeistert und regelmäßig. So konnte ich die wohltuende Wirkungen der Babymassage sowohl beobachten, als auch selbst spüren. Kurz darauf bot sich mir die Gelegenheit, werdenden Eltern in Geburtsvorbereitungskursen die Vorzüge der Babymassage nahezubringen und ihre regelmäßige Anwendung zu empfehlen.

Die Verbesserung des Körperbewußtseins und die Faszination von der Berührung wirkten als Ansporn, mein Wissen weiter auszubauen. Deshalb besuchte ich Fortbildungen in klassischer Massage, Polarity Wellness sowie Cranio-Sacral-Therapie und traditioneller Thai-Massage. Seit 1995 bin ich Reikimeisterin.

In dieser Zeit habe ich auch Nasma Scheibler-Shrestha und ihre spezielle Art der Babymassage kennengelernt. Es kam zu einem Austausch jeweiliger Erfahrungen aus vielen Jahren, dessen Ergebnis dieses Buch ist.

Mein Wunsch, Eltern und anderen Interessierten mit der Babymassage eine weitere Möglichkeit zur Kontaktaufnahme mit ihrem Baby zu geben, ist in meinem Staunen darüber begründet, wie wunderbar achtsame Berührung wirken kann.

Für das Wohlbefinden Ihres Babys

Babymassage ist eine wunderbare Möglichkeit, dem Kind nach der Geburt Nähe zu vermitteln. Während der Schwangerschaft erfuhr es ständige Berührung im Mutterleib. Diese Geborgenheit spendende Empfindung der letzten neun Monate setzen Sie fort, wenn Sie den Körper des Kindes massieren. Massage geht weit über das rein körperliche Empfinden hinaus – sie ist Nahrung für die Seele. Diese intensive Zuwendung gibt Trost, Freude und das Gefühl, geliebt zu werden.

Die Haut ist das großflächigste Sinnesorgan des Menschen. Sie schützt den Körper, reguliert die Körpertemperatur, atmet und nimmt Sinneseindrücke auf. Deshalb ist es für das Wohlergehen des Babys besonders wichtig, liebevoll berührt zu werden, denn durch das Sprechen mit Ihren Händen ermöglichen Sie ihm vielfältige und bleibende positive Sinneserfahrungen.

Während der Massage stellen Sie das Baby in den Mittelpunkt Ihrer Aufmerksamkeit. Es reagiert dabei ganz individuell auf Ihre Bewegungen und zeigt Ihnen, welche Berührungen ihm besonders gefallen oder welche noch neu und ungewohnt sind. Vertrauen Sie Ihrem Instinkt, die Signale des Kindes richtig zu verstehen! Die gemeinsame Zeit des Berührens und Berührtwerdens verbindet und stärkt Ihre Beziehung.

Die heilsame Wirkung des Streichelns und Knetens ist vielen Kulturen seit Jahrtausenden bekannt und selbstverständlich. Durch die Massage regen Sie den Blutkreislauf und den gesamten Stoffwechsel an. Ebenso unterstützen Sie auf besondere Weise die gesunde Entwicklung der Haut, der Muskulatur und der Gelenke. Zudem entspannt Ihr ruhiges, gleichmäßiges Streichen das Baby. Sein Nervensystem wird ausbalanciert, und die Atmung vertieft sich. Deshalb finden massierte Babys in der Regel auch schneller zu einem entspannten, erholsamen Schlaf. Hierzulande werden Säuglinge in den ersten drei Monaten oft von Koliken und Bauchschmerzen geplagt. In Ländern, in denen man Babys massiert, treten diese Beschwerden bedeutend seltener auf. Wenn Sie Ihr Kind täglich massieren, lindern Sie also auch eventuelle Verdauungsprobleme.

Damit ein Baby sich nicht erkältet, ist es meistens bekleidet und zugedeckt. Zur Massage ist es dagegen nackt und genießt so einen zusätzlichen Spaß: Ganz unbekleidet findet es Gelegenheit, sich ausgiebig und frei zu bewegen. Das trainiert seine Muskulatur, steigert die Beweglichkeit und fördert ein gutes Körperbewußtsein.

Im Kapitel »Die praktische Babymassage« haben wir die Wirkungen der Massage der einzelnen Körperpartien in allen Einzelheiten beschrieben. Dies kann dann für Sie besonders wichtig sein, wenn Sie mit dem Massieren ein ganz bestimmtes Ergebnis erreichen wollen.

Das Kind ist zwar Empfänger Ihres Streichelns, Sie werden jedoch überrascht feststellen, wie die Babymassage auch Sie selbst beflügelt. Diese Bereicherung fließt in Ihren Alltag ein und gibt Ihnen zugleich Energie und Entspannung.

Mit natürlicher Offenheit vertraut sich das Baby Ihren Händen an und nimmt alles vorbehaltlos auf. Dieses Urvertrauen ist sein Geschenk an Sie! Durch das gleichzeitige Geben und Nehmen stellen sich wie von selbst Besinnung, Freude und Genuß ein.

Der kulturelle Hintergrund der Babymassage bei den Newar

Diese uralte Kunst der Berührung ist schlicht, natürlich und in den Alltag der Newar vollkommen eingebettet. Untrennbar ist die Massage mit den Geschehnissen der Schwangerschaft, der Geburt, des Wochenbettes und des Wöchnerinnenurlaubs verbunden.

Schwangerschaft und Geburtsvorbereitung

Mit der Heirat wird die Newar-Frau in die Großfamilie des Ehemannes aufgenommen. Wird sie schwanger, verrichtet sie weiterhin die gleichen Hausarbeiten und Alltagspflichten wie vor ihrer Schwangerschaft. Schwangerschaftsgymnastik, wie sie im Westen betrieben wird, ist bei den Newar unbekannt. Im Unterschied zum Westen sind die Hausarbeiten in einen fest strukturierten Tagesablauf eingegliedert. Die vielfältigen Bewegungen beim Arbeiten bereiten die Frau ganz natürlich auf die Geburt vor. Sie kocht und wäscht z. B. in der Hocke und trägt ruhig und gelassen Wassergefäße über längere Strecken.

Die Frauen untereinander erzählen sich nicht viel über den bevorstehenden Geburtsablauf. Sie vertrauen auf die Hebamme, die alle Geburten der Familie begleitet. Als Geburtshelferinnen waren in der Regel bereits ihre Mutter und Großmutter für diese und andere Großfamilien zuständig.

Die Hebamme führt auch die Vorsorgeuntersuchungen durch. Dazu wird sie erstmals etwa im siebten Monat der Schwangerschaft eingeladen. Von da an besucht sie die werdende Mutter regelmäßig, um sie zu untersuchen, zu beobachten und das Wohlergehen des Kindes zu kontrollieren.

Für die Geburt trifft die Familie nach den Anweisungen der Hebamme verschiedene Vorkehrungen: Unter anderem wird ein Gebärzimmer eingerichtet. Dafür wählt man einen ruhigen, etwas abgelegenen Raum, in den weder Straßenlärm noch Staub dringen. Das Zimmer soll nur wenige kleine Fenster haben. Auch eine große Menge Stroh für das Geburtslager wird in das Haus gebracht; Stroh ist ein kostenloses Naturprodukt und ein ideales Isolierungsmaterial. Es wird nach der Geburt übrigens verbrannt.

In der Familie werden große und kleine gebrauchte, saubere Baumwolltücher gesammelt. Man stellt Öl, eine Öllampe und einen Ofen bereit. Essenzen, Kräuter und ayurvedische Mittel werden für das Geburtsgeschehen hergerichtet. (Ayurveda ist ein jahrtausendealtes, umfassendes Heilsystem: »Ayus« bedeutet Leben, während »Veda« für das ganzheitliche Wissen steht.)

Die Geburt

Erst wenn die Gebärende starke Wehen verspürt, zieht sie sich in das Gebärzimmer zurück. Der Ehemann verständigt dann sofort die Hebamme. Nach ihrem Eintreffen untersucht sie die Gebärende. Sie setzt Wasser zum Kochen auf. Dann desinfiziert sie alle Hilfsmittel damit. Um grelles Sonnenlicht fernzuhalten, verdunkelt die Hebamme den Raum und bereitet das Strohlager zum Gebären vor.

Danach widmet sie sich der Pflege, Anleitung und Beruhigung der Gebärenden. Zur Unterstützung der Geburt verwendet die Hebamme besondere Essenzen und vorgewärmtes Senföl. Damit massiert sie die werdende Mutter mit einer speziellen Technik. Das tut nicht nur der Mutter gut, sondern weist auch dem Kind den Weg durch den Geburtskanal. Diese Massage dauert an, bis das Baby geboren ist.

Die Hebamme bleibt während der ganzen Geburt im Gebärzimmer. Sie ist es auch, die entscheidet, wann und wie die Nabelschnur von der extra dazu eingeladenen Frau durchtrennt wird.

Männer haben bei der Geburt keinen Zutritt. Nur Frauen, die bereits selber geboren haben, werden ganz diskret und ausnahmsweise hereingelassen, um zu helfen. Weil die kleinen Fenster bedeckt sind, versuchen Neugierige erfolglos, die Vorgänge im Innern zu beobachten.

Die getroffenen Vorkehrungen schaffen eine ruhige und gelöste Atmosphäre. Das Neugeborene wird in einer liebevollen, spannungsfreien Stimmung willkommen geheißen. Die Dämmrigkeit im Raum schont seine Augen und ist kein so abrupter Übergang von der Dunkelheit im Mutterleib. Nur die Öllampe verbreitet etwas Licht. Ihr ruhiges Licht symbolisiert im Hinduismus Glück.

Babymassage ab dem ersten Tag

Versuchen Sie einmal zu erfassen, wie sich das Ungeborene sozusagen »in der Mitte der Mutter« fühlte. Neun Monate lang wurde es durch die alltäglichen Bewegungen der Mutter mitbewegt, geschaukelt. Die Gebärmutter berührte das kleine Lebewesen beständig, und die Körperwärme der Mutter sorgte für eine behagliche Temperatur. Nahrung floß dem Embryo zu, und er nahm die unterschiedlichsten Geräusche wahr. Doch irgendwann wird der Platz zu eng. Das Neugeborene verabschiedet sich aus seiner behaglichen Höhle. So ganz anders ist es außerhalb des Mutterleibes für das Baby. Vielleicht spürt es Kühle oder Einsamkeit oder es erschreckt über Geräusche, die jetzt stärker an sein Ohr dringen. Und wo bleibt die stete Bewegung und die fortwährende Berührung?

Wahrscheinlich schon vor Jahrtausenden wurde die newarische Gestaltung der Zeit nach der Geburt von einer weisen Idee geleitet: Man bietet dem Säugling eine Atmosphäre an, die der in der Gebärmutter ähnelt, um ihm den Eintritt in die und das Sein in der Welt zu erleichtern. Deshalb wird das Neugeborene schon vom ersten Tag an massiert, um, unter anderem, dem Kleinen den verlorenen Halt und die Berührungen der Gebärmutter wieder zu schenken.

Die Klausurzeit der Wöchnerin

Nach der Geburt verbringt die junge Mutter bei den Newar vier bis sechs Tage in Stille und Harmonie mit dem Säugling im abgedunkelten Gebärzimmer. Beide schlafen und ruhen auf einem Strohlager, das ihnen jederzeit eine optimale Polsterung erlaubt. In dieser Abgeschiedenheit kann sich die Beziehung zwischen Mutter und Kind wunderbar entfalten.

Die Hebamme besucht die beiden täglich zwei- bis dreimal. Sie wäscht und pflegt beide und berät die Wöchnerin beim Stillen und in allen weiteren Fragen. Zweimal täglich massiert die Hebamme die junge Mutter und den Säugling mit vorgewärmtem Senföl. Denn bei den Newar gibt es nicht nur die Babymassage, sondern auch eine Muttermassage.

Der Massage-Ablauf erfolgt wie bei der Babymassage vom Kopf in Richtung Füße. Diese intensive Massage fördert besonders die Rückbildung der Gebärmutter, die Milchbildung und den Milchfluß. Milchbildung und Milchfluß werden zusätzlich durch das häufige Stillen des Babys angeregt. Massage und regelmäßiges Anlegen helfen vorbeugend gegen Milchstaus und Brustentzündungen. Auch die junge Mutter läßt die Massage gerne bei einem wohltuenden und kräftigenden Sonnenbad nachklingen.

Um noch zusätzlich die Milchbildung zu fördern, den Rückbildungsprozeß zu unterstützen und Infektionen zu verhindern, erhält die Mutter eine spezielle Ernährung: Sie trinkt rückbildungsfördernde ayurvedische Mittel, und das Essen, das ihr viermal täglich aus der Küche der Großfamilie gebracht und serviert wird, ist extra salzarm. Es bewirkt das Ausschwemmen von eingelagertem Wasser im Gewebe. Diese besondere »Wöchnerinnen-Diät« hält die Frau nicht nur während ihrer Klausur ein, die vier bis sechs Tage dauert, sondern bis zum Ende ihres Wöchnerinnen-Urlaubs, also mindestens zwei Monate.

Jeder Mensch hat einen eigenen, persönlichen Duft. Das newarische Baby kann den Geruch seiner Mutter besonders konzentriert wahr-

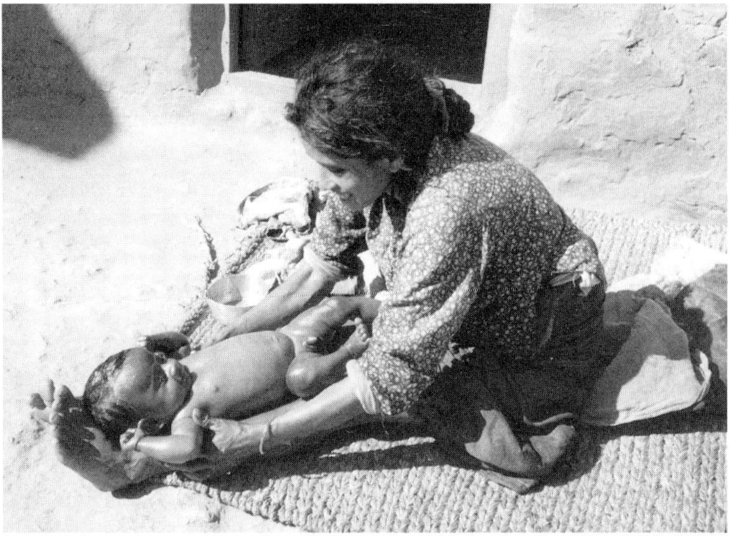

Newar-Frauen wissen um die Wichtigkeit des Körperkontaktes: In den ersten paar Wochen wird das Kind möglichst immer auf dem Schoß der Mutter oder auf gestreckten Beinen massiert.

nehmen, weil die Wöchnerin mit ihm allein im Klausur-Zimmer lebt. Der Duft der Wöchnerin wird verstärkt durch den süßlichen Geruch der Muttermilch. Dazu kommt noch der Duft des Senföls, das beim täglichen Massieren von Mutter und Kind ausgiebig verwendet wird. Diese die Klausur begleitende Duftkombination ist sehr typisch für das Gebärzimmer. In dem kuscheligen, reizarmen Ambiente, das an den Zustand in der Gebärmutter erinnert, riecht und spürt das Baby die Wärme und Nähe seiner Mutter.

Mit der Zeit erscheint die Hebamme nicht mehr so häufig im Gebärzimmer. Die junge Mutter kann dank der Unterweisungen die Pflege des Neugeborenen schon größtenteils selbst übernehmen. Massiert werden beide aber weiterhin; diese Aufgabe übernimmt anstelle der Hebamme nun eine Vertrauensperson aus der Nachbar- oder Verwandtschaft. Die Massierende sollte selbst über eine gesunde, kräftige Konstitution verfügen.

Ab und zu wird die Mutter das Zimmer kurz verlassen, zum Beispiel um auf die Toilette zu gehen, sofern dies ihre körperliche Verfassung zuläßt. Aber grundsätzlich lebt sie bis zum »Glückwunschtag« sehr zurückgezogen gemeinsam mit dem Neugeborenen im Gebärzimmer.

Während der Erholungszeit der Wöchnerin hat die Großfamilie des Mannes die Aufgabe, alle Verwandten über die Ankunft des neuen Erdenbürgers zu informieren. Dazu wird eine Person als Meldeläufer bestimmt. Zu diesem Zeitpunkt hat das Kind allerdings noch keinen Namen.

Beschenkung und Namensgebung

Am vierten, spätestens am sechsten Tag nach der Geburt findet als Abschluß der Klausur eine feierliche Zeremonie statt. Mutter, Kind und die ganze Großfamilie nehmen an diesem Ritual teil. Das Gebärzimmer wird ebenfalls mit einbezogen.

Dieser Tag ist zugleich der »Glückwunschtag« für Mutter und Säugling. Vorher durfte die Wöchnerin keine Besuche empfangen. Vor allem aus dem Elternhaus der jungen Mutter werden Gratulationen und Geschenke überbracht. Traditionellerweise bekommt die Wöchnerin eine Massage-Unterlage und ein Kopfkissen für das Baby, gefüllt mit Senfkörnern. Für den Aufenthalt des Kindes im Freien wird ihr ein Schattenzelt überreicht und als Augenschutz für den Säugling eine schwarze Paste. Diese besteht aus dem Ruß einer Öllampe und Butter. Spezielle Eßwaren für die Wöchnerin und viel Baumwollstoff als Reserve für die Massage-Unterlage gehören ebenfalls zu den überbrachten Gaben. Die Hebamme bekommt ebenfalls Geschenke, meist Kleidungsstücke.

Nach dem Ende der Zeremonie darf dem Kind ein Name gegeben werden. Oft wird dazu ein Astrologe befragt. Manchmal erfolgt die Namensgebung auch erst einige Zeit nach dem »Glückwunschtag«, denn die Newar nehmen sich gerne Zeit, um einen passenden Namen für ein Kind auszuwählen.

Der traditionelle Wöchnerinnenurlaub

Nach dem »Glückwunschtag« kann die junge Mutter sich schon auf ihren Wöchnerinnenurlaub freuen. Dieser beginnt zwei oder mehr Wochen nach der Geburt. Für diesen Urlaub wird sie mit ihrem Baby von einer Begleitperson aus ihrem Elternhaus abgeholt. Ohne eine solche Begleitperson in den Wöchnerinnenurlaub zu fahren, ist nach altem Brauch untersagt.

Es ist das erste Mal nach der Geburt, daß die junge Mutter das Haus ihrer Schwiegerfamilie verläßt. Der Wöchnerinnenurlaub dauert zwei Monate oder länger. Die junge Mutter freut sich sehr darauf, denn sie weiß, daß sie dann eine Zeit der Erholung und Pflege genießen kann.

Ihre Eltern lassen vor der Ankunft der beiden einen ruhigen, warmen Raum nahe der Dachterrasse einrichten und reinigen. Darin sollen diskrete Farben vorherrschen, die eine angenehme, reizarme Atmosphäre für Säugling und Mutter schaffen. Nichts soll ablenken, auch kein Spiegel.

Die Frau darf während ihres Aufenthaltes weder im Elternhaus noch auf dem Hof mitarbeiten. Wie ein Feriengast wird sie respektiert und verwöhnt. Zu keiner anderen Zeit genießt die verheiratete Frau so viel Aufmerksamkeit und Pflege. So kann sie sich ganz unbelastet mit ihrem Baby beschäftigen. Sie spielt mit ihm, massiert es und lernt es kennen.

Zweimal täglich begibt sich die Mutter mit ihrem Baby auf die Dachterrasse, um es zu massieren. Sie sucht einen Platz aus, an dem kein Durchzug herrscht. Dort wird sie von ihrer eigenen Mutter oder einer anderen erfahrenen Frau der elterlichen Großfamilie in die Regeln der Babymassage eingeweiht. Nachdem das Kind massiert wurde, schläft es unter seinem neuen Sonnendach. Das Sonnenbad im Schatten, das es bereits ab dem Glückwunschtag genießt, schützt es vor Infektionskrankheiten und beugt der Rachitis vor, denn durch das Sonnenlicht wird im Körper Vitamin D gebildet.

Nicht nur das Baby, sondern auch die junge Mutter wird weiterhin massiert, wie bereits ab dem ersten Tag nach der Geburt.

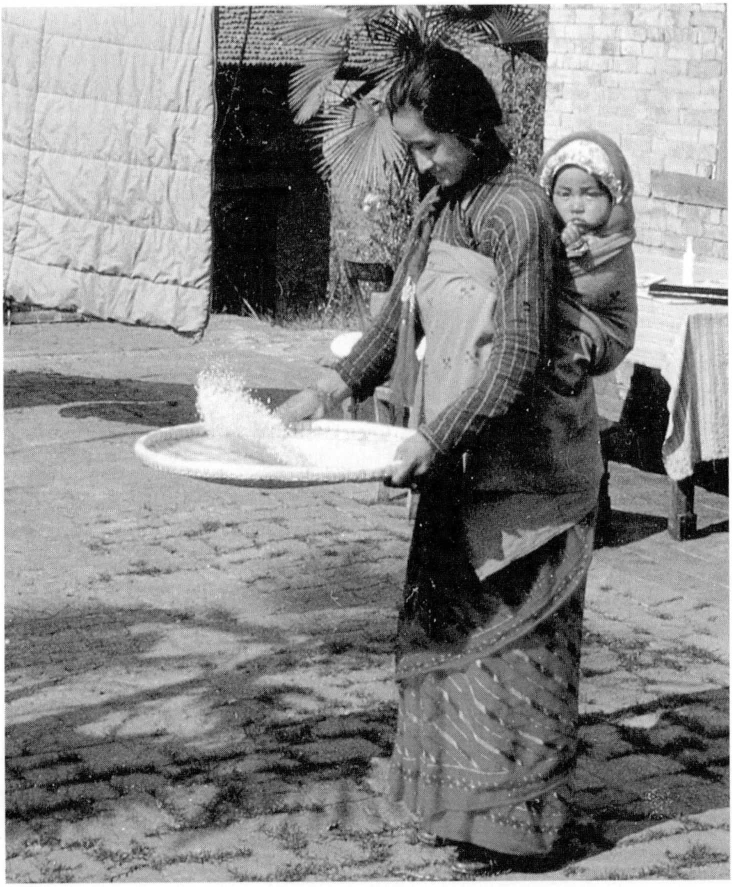

Selbstverständlich wird das jüngste Kind immer mitgenommen bei der Verrichtung der Alltagsarbeit.

Durch die umfassende und lange Ruhe, welche der Mutter geschenkt wird, kann sie sich seelisch und körperlich vollständig erholen, die hormonellen Veränderungen verarbeiten und sich langsam in ihre Mutterrolle hineinfinden. Dies mag ein Grund dafür sein, daß postpartale Depressionen im Gegensatz zum Westen bei den Newar kaum bekannt sind.

Die Technik der Babymassage wird immer von der Mutter an die Tochter weitergegeben. Falls das nicht möglich ist, wird diese Aufgabe von einer anderen Frau der elterlichen Großfamilie übernommen. Die Regelungen, wer wen massiert, sind bei den Newar sehr streng. Eine erfahrene Hebamme meint dazu: »Niemals wird ein Mann diese Massage ausüben dürfen. Dies ist eindeutig eine Aufgabe der Frauen.« Für die Abwesenheit des Vaters ist gesorgt: Der Ehemann muß ab dem Beginn der Geburt bis zum Ende des Wöchnerinnen-Urlaubs seiner Frau fernbleiben. – So will es die Tradition.

Wenn sich der Urlaub dem Ende zu neigt, läßt die Schwiegerfamilie die junge Mutter abholen. Nach der Rückkehr in das Haus ihres Mannes wird das Baby ausschließlich von der eigenen Mutter massiert. Sie fährt mit den erlernten Massagen mindestens sechs Monate lang fort und wendet sie auch entsprechend den Bedürfnissen des Kindes weiter an.

Newarische Frühgeborene, Zwillinge und ältere Geschwister

Im Falle einer Frühgeburt wird die Mutter von der Hebamme und von den älteren Frauen der Familie u. a. angewiesen, möglichst intensiven und häufigen Hautkontakt mit dem Kind zu pflegen. Dazu zählt auch die Babymassage, denn ganz selbstverständlich wird auch das Frühgeborene vom ersten Tag an massiert. Seinem zarten Zustand entsprechend, wird das Kleine besonders vorsichtig und behutsam berührt. Diese zärtlichen, zugleich jedoch sicheren und kräftigenden Berührungen sollen auch seine Überlebenschancen vergrößern.

Gerade bei frühgeborenen Babys wird der Sinn der Klausur nochmals sehr deutlich vor Augen geführt. In der Abgeschiedenheit des Gebärzimmers mit seinem reizarmen Ambiente kann sich die Wöchnerin dem Wohl des Neugeborenen mit ungeteilter Aufmerksamkeit widmen. So kann die empfohlene, möglichst beständige Zweisamkeit und der Körperkontakt streßfrei aufrechterhalten werden. Durch das sehr achtsame Eingehen auf Bedürfnisse und das Schaffen einer gebärmutterähnlichen Umgebung kann man dem frühgeborenen Baby über den vorzeitigen Verlust der Geborgenheit im Mutterleib leichter hinweghelfen.

Auch Zwillinge werden bei den Newar täglich massiert. Jedem der Zwillingskinder soll ungeteilte seelische und körperliche Zuwendung zufließen, und die Mutter lernt durch die Massage die Persönlichkeit und die individuellen Bedürfnisse jedes Babys besser kennen.

Die Massierende bereitet dafür beide Kinder auf das intensive Berühren vor. Eines der beiden legt sie unter das Sonnendach, damit es das traditonelle Sonnenbad genießen kann. In dieser Zeit wird das andere Kind sorgfältig von Kopf bis Fuß massiert. Nachdem ganz zum Schluß die Gelenkübungen ausgeführt wurden, legt sie das massierte Baby unter das Sonnendach. Dann folgt die Ganzkörper-Massage des Geschwisterchens. Damit wird beiden Babys die gleiche Aufmerksamkeit und die gleiche intensive körperliche Zuwendung zuteil, um ihre Bedürfnisse nach Körperkontakt und Geborgenheit zu befriedigen.

Bei jeder weiteren Geburt darf sich die Mutter ebenso lange erholen wie bei ihrem ersten Kind, und sie wird wieder mit genausoviel Zuwendung gepflegt.

Da sie auf ihre eigenen Erfahrungen mit dem erstgeborenen Kind zurückgreifen kann, wird hier die Hebamme nach den ersten Tagen nur noch bei Bedarf hinzugezogen und um Rat gefragt.

Während der Erholungszeit der Mutter bleibt das ältere Geschwister im Schoß der Großfamilie. Die dem Kind vertrauten Bezugspersonen der Großfamilie, wie zum Beispiel Vater, Tante, Onkel und deren Kinder, helfen ihm, das ungewohnte und lange Getrenntsein von der Mutter unbeschadet zu überstehen.

Nach der Zeit des Wöchnerinnen-Urlaubs sorgt die Mutter auch wieder für ihr älteres Kind. Sofern es noch im Kleinkindalter ist und das seinen Bedürfnissen entspricht, wird es ebenfalls täglich massiert. Und genau wie das Baby darf auch das ältere Kind ein anschließendes Sonnenbad genießen. Somit ist es in die Pflege und Betreuung des Babys miteinbezogen, und empfängt die gleiche liebevolle Zuwendung. Eifersucht ist deshalb bei den newarischen Geschwistern auch eher selten.

Die Frau im heutigen Nepal

Die westlich geprägte Frau besitzt in der Regel eine fundierte Schul- und Allgemeinbildung sowie eine Berufsausbildung. Über Hygiene, Familienplanung, Schwangerschaft und Geburt ist sie bestens informiert. Dem allgemeinen Trend entsprechend, gestaltet die Frau in Nepal gemeinsam mit ihrem Mann und den Kindern das Zusammenleben immer öfter als Kleinfamilie. Die gegenwärtige Lebensweise wird vom Westen deutlich beeinflußt: Frauen sind über neuzeitliche Medizin und Gesundheitslehre aufgeklärt, verlieren aber gleichzeitig mehr und mehr den Zugang zum jahrtausendealten Wissen ihres Volkes.

Während der Schwangerschaft konsultiert die moderne newarische Frau wie im Westen regelmäßig einen Frauenarzt. Geboren wird dann üblicherweise in der Klinik ohne Unterstützung einer traditionell ausgebildeten Hebamme.

Der Wöchnerinnen-Urlaub wurde trotz aller Modernisierungsbestrebungen von der Regierung respektiert und sogar gesetzlich abgesichert: Jeder berufstätigen Mutter steht ein bezahlter Urlaub von drei Monaten zu.

Vorbemerkungen zur Babymassage

Frühgeborene

Verschiedene Schweizer Kliniken mit einer Frühgeborenen-Station (Neonatologie) haben die Massage-Technik der Newar mit großem Erfolg eingeführt. Das Pflegepersonal ist dankbar für das Zusatzwissen, denn die Massage ermöglicht es ihm, dem Frühgeborenen, neben der medizinischen Betreuung, natürliche physische und psychische Hilfe zu leisten. Gerade bei Frühgeborenen ist das Bedürfnis nach geborgenheitspendendem Körperkontakt besonders groß. Zudem erscheint das Kleine bereits während des Massierens aufmerksamer und wacher. Beim Massieren hören Säuglingsschwestern oder Eltern das Baby oft das erste Mal, weil es sich zu ihrer Überraschung mit einer breiten Palette von Lauten ausdrücken kann. Die auf einer Frühgeborenen-Station notwendigen technischen Apparaturen können auf Eltern so ernüchternd wirken, daß sie sich scheuen, ihr Baby ganz ungezwungen zu streicheln. Oder sie trauen sich nicht, das zarte Kind zu berühren, weil sie Angst davor haben, ihm Schmerzen zu bereiten. Deshalb ist es wichtig, daß das Pflegepersonal die Eltern von Anfang an in die Betreuung des Babys mit einbezieht und die Babymassage als Möglichkeit genutzt wird, um Hemmungen und Ängste abzubauen. Noch in der Klinik kann so eine tiefe, liebevolle Eltern-Kind-Beziehung aufgebaut werden.

Nach Absprache mit Arzt und Krankenschwestern – die Zusatz-Betreuung bedeutet für das Pflegepersonal vermehrte Organisation – und mit Rücksicht auf den Gesundheitszustand des Babys wird die Massage außerhalb des Brutkastens durchgeführt. Zum Massieren verwenden Sie Öl; und am besten legen Sie das Baby auf Ihren Schoß, sofern eine bequeme Sitzmöglichkeit, zum Beispiel eine Matratze, vorhanden ist. Ihre Körpernähe und Ihre Körperwärme geben

dem Frühgeborenen ein wenig von der verlorenen Geborgenheit zurück. Auf einem Stuhl sitzend das Kind auf den Oberschenkeln zu massieren, schränkt Ihre Bewegungen zu sehr ein. Fragen Sie in diesem Fall, ob Sie das Baby auf einer Wickelkommode massieren dürfen.
Nach den Vorbereitungen beginnen Sie, das Kleine mit viel Einfühlungsvermögen zu berühren. So zart, wie das Frühgeborene ist, wird auch die Ganzkörper-Massage ausgeführt: Streicheln Sie besonders vorsichtig, behutsam und einfühlsam. Wenn sich der Säugling an die Massage gewöhnt hat und es sein Gesundheitszustand erlaubt, können Sie die Massage kraftvoller gestalten. Wir empfehlen, das Kind täglich zu massieren. Allerdings muß auf seine Konstitution Rücksicht genommen und eventuell kürzer massiert werden.

Säuglinge

Um den Hunger des Neugeborenen nach Berührung zu stillen, wird es ab dem ersten Tag regelmäßig massiert. Bis zu seiner Geburt wurde es nur von der Gebärmutter berührt, und deshalb ist dem Säugling die Berührung mit den Händen noch fremd und ungewohnt. Sprechen Sie mit Ihrem Baby, erzählen Sie ihm während der Vorbereitungen, was Sie mit ihm vorhaben und auch, was es durch die Massage gewinnen wird. Das Reden mit dem Säugling darf auch während des Massierens fortdauern. Was Sie sprechen, kommt meist ganz spontan aus Ihrem Herzen.

Wenn Sie sich nicht trauen, das Baby so richtig anzufassen, denken Sie daran, daß es dem Druck und der Massage des Geburtsgeschehens ausgesetzt war und dies gut überstanden hat. Eine andere Möglichkeit, um wagemutiger zu werden, bietet sich durch das gegenseitige Massieren unter Frauen oder in der Partnerschaft an, um eine deutlichere Rückmeldung auf Ihre Berührungen und dadurch mehr Selbstsicherheit zu erhalten.

Wenden Sie sich dem Neugeborenen mit großer Sensibilität zu, und beginnen Sie mit vorsichtigen, zärtlichen Streichbewegungen.

Sie werden sehen, auch der Säugling leitet Sie mit seinen Signalen durch die Ganzkörper-Massage, und von Tag zu Tag gewinnen Sie an Vertrauen und Intuition. Solange Sie achtsam und im Einklang mit den Bedürfnissen des Babys massieren, können Sie nichts falsch machen. Das bedeutet auch, Stellen, die das Baby nicht massiert haben will, auszulassen. Diese Stellen können Sie dem Baby am nächsten Tag wieder »anbieten«. Oder Sie enden mit der Massage eher, weil der Säugling anzeigt, daß er gerade nicht massiert werden will. Einige Stunden später mag das Neugeborene die Massage vielleicht wieder gerne annehmen. Bieten Sie dem Neugeborenen geduldig immer wieder die zarte, streichelnde Massage von Kopf bis Fuß an, aber nicht mit der Fixierung, den gesamten Ablauf der Massage absolvieren zu müssen.

Das größere Baby

Angelehnt an die newarische Tradition empfehlen wir Ihnen, Ihr Kind mindestens sechs Monate lang zu massieren, danach nach den Bedürfnissen des Kindes. Mit zunehmendem Alter gewinnt das Baby immer mehr Bewegungsmöglichkeiten, wie zum Beispiel das Drehen vom Bauch auf den Rücken und umgekehrt, Aufsetzen, Stehen und Gehen. Dies auszuprobieren und das Dazugewonnene zu nutzen, erscheint dem Baby eventuell attraktiver, als massiert zu werden. Bieten Sie dennoch die Massage weiterhin an und führen Sie, wenn möglich, das »volle Programm« durch. Wann Sie mit der regelmäßigen Massage ganz aufhören, ergibt sich von selbst im Einklang mit dem Kind.

Ältere Geschwister

Die älteren newarischen Geschwister spüren die Zuneigung der Großfamilie, während sich ihre Mutter eine Erholungszeit nach der Niederkunft gönnt. Anders ist es meist bei älteren Geschwistern in der westlich geprägten Kleinfamilie. Dort beobachten die älteren meist mit gemischten und bangen Gefühlen, wie sich ihre Mutter mit besonderer Aufmerksamkeit um das Neugeborene kümmert. Wenn sie dann auch noch bemerken, daß ihre Mutter das Neugeborene täglich massiert, können weitere Ängste entstehen. Sie befürchten vielleicht, die Liebe ihrer Mutter zu verlieren, oder zumindest teilen zu müssen. Deshalb empfiehlt es sich, noch bevor sich eine tiefgreifende Eifersucht entwickelt, die älteren Geschwister bei der Babymassage mit einzubeziehen.

Zum einen können Sie dem älteren Kind anbieten, es auch zu massieren. Dabei ist es unwichtig, ob Sie eine vollständige Massage durchführen. Einige Massageschritte, die dem Kind besonders behagen, genügen ihm meistens schon, denn Ihre Berührungen erzählen ihm von Ihrer Liebe, und gleichzeitig beschenken Sie es mit Ihrer ungeteilten Aufmerksamkeit.

Oder lassen Sie ältere Geschwister mitmassieren! Dafür besorgen Sie sich eine geeignete Puppe aus abwaschbarem Material. Während Sie das Baby massieren, massiert das ältere – ob Junge oder Mädchen – gleichzeitig die Puppe mit reichlich Öl. Manche Kinder wollen auch das Baby selbst ölen und streicheln, um das neue Familienmitglied zu ertasten, zu erspüren. Lassen Sie ältere Geschwister unter Ihrer Aufsicht zwischendurch ruhig auch mal das Baby massieren, denn so kann auch der Säugling seine Geschwister kennenlernen.

Wer führt die Massage aus?

Die traditionelle Regelung der Newar, daß nur Frauen die Babymassage ausführen dürfen, widerspricht der westlichen Lebensweise mit ihrer andersartigen Familienstruktur. Sowohl die Mutter, der Vater, Pflege- und Adoptiveltern als auch jede andere Person, die Kinder betreut, kann die Babymassage ausüben.

In der Regel sind die frischgebackenen Väter berufsbedingt tagsüber außer Haus. Deshalb übernimmt die Mutter meistens die körperliche und seelische Pflege des Säuglings. In Babymassage-Kursen kann man aber immer wieder beobachten, wieviel Spaß es gerade den Vätern macht, das Kind mit ihren Händen auf vielfältige Weise zu massieren. Sie spüren eine ungeahnte Nähe zum Baby und finden Gelegenheit, sich in ihrer neuen Vaterrolle zu erproben. Das Gefühl, durch das Massieren ganz aktiv zum Wohlbefinden des Säuglings beizutragen, erfüllt jeden mit Freude und Zufriedenheit.

Der richtige Ort

Die Newar massieren ihre Babys während der ersten Tage in einem Zimmer, dessen stilles, reizarmes Ambiente Geborgenheit vermittelt. Wählen Sie nach Ihren persönlichen Möglichkeiten für die Massage ebenfalls einen ruhigeren Raum aus, den das Kind kennt, damit es sich sicher fühlt. Weil der Säugling die Massage intensiv und mit ungeteilter Konzentration aufnehmen soll, benutzen Sie besonders am Anfang, also während der ersten sechs bis sieben Tage, besser immer wieder das gleiche Zimmer zum Massieren. Ständig neue Eindrücke, wie Gerüche, Farben oder Möblierung, lenken es von der Massage ab.

Manchmal fragen Eltern, ob sie, um eine besondere Atmosphäre für die Massage zu schaffen, entspannende Musik, Kerzenlicht oder Duftlampen einsetzen sollen. Diese zusätzlichen Hilfsmittel sind unnötig und lenken das Kind ebenfalls von Ihren Berührungen ab. Dieses langsame, vorsichtige Massieren mit Ihren Händen, Ihr Sprechen mit dem Baby und Ihre Hingabe bescheren ihm genügend positive Sinneserfahrungen und ein liebevolles Ambiente.

Die Raumtemperatur muß so hoch sein, daß das entkleidete Baby nicht friert. Denn wenn es Kälte empfindet, mag es nicht massiert werden, und außerdem kann es sich dann nicht richtig entspannen. Zusätzlich besteht die Gefahr, daß es sich erkältet. Wenn die Temperatur für das Kind also zu niedrig ist, besorgen Sie sich eine zusätzliche Wärmequelle, z. B. eine Wärmelampe oder einen Elektroofen ohne Warmluftgebläse. Ein Gebläse ist deshalb zu vermeiden, weil im Massage-Zimmer absolut keine Zugluft herrschen darf.

Nach den ersten sechs bis sieben Tagen kann die Babymassage in der warmen Jahreszeit auch im Freien, allerdings nur an einem windstillen und schattigen Ort, stattfinden. Der ganze Körper des Kindes muß vor direkter Sonnenbestrahlung geschützt sein, und auch Sie selbst sollten beim Massieren unmittelbares Sonnenlicht meiden.

Der richtige Zeitpunkt

Für eine ausgedehnte Massage ist die Zeit nach einem längeren Schlaf ideal, weil dann das Kind ausgeruht ist. Dies kann früh am Morgen der Fall sein, aber auch nach einem Vormittagsschlaf oder nach dem Mittagsschlaf ist der Zeitpunkt günstig. Nach dem Aufwachen signalisieren Babys meistens, daß sie sich hungrig fühlen. In diesem Fall geben Sie ihm vor der Massage nur wenig zu trinken. Denn unter keinen Umständen dürfen Sie das Kind mit vollem Magen massieren.

Um dem Baby Ruhe und Sicherheit zu vermitteln, wählen Sie den besten Zeitpunkt für die Massage auch nach Ihrem persönlichen Befinden. Weil das kleine Kind Stimmungen und Gefühle unmittelbar und ganz offen aufnimmt, massieren Sie besser nicht, wenn Sie sehr nervös sind, sich überlastet fühlen oder dem Kind die nötige Aufmerksamkeit und Konzentration nicht schenken können.

Das geeignete Massageöl

Bei den Newar wird Senföl nicht nur wegen seiner Gleitfunktion für die Massage verwendet, sondern es dient auch als Schutz vor Insekten, Pilzerkrankungen und Sonneneinstrahlung. Senföl wird bevorzugt, weil in Nepal primär die Senfpflanze als Ölspender dient. Es ist preisgünstig, naturbelassen und wird in jedem Haushalt für verschiedene Zwecke, z. B. auch zum Kochen, genutzt. Genauso wie die Newar ihr einheimisches Öl für die Massage verwenden, sollten Sie Öle von Pflanzen aus Ihrer Region nutzen.

Die Haut ist unser größtes Einzelorgan. Sie nimmt die Inhaltsstoffe von Lotionen, Cremes und Ölen auf und leitet diese in tieferliegende Schichten. Deshalb sollten Sie bei der Wahl eines Massageöls für Ihr Baby darauf achten, daß es naturbelassen und kaltgepresst ist. Das ist wichtig, weil es die Poren der Haut nicht verschließt. Da Sie für das häufige Massieren reichlich Öl benötigen, wählen Sie ein naturbelassenes Pflanzenöl, welches Ihnen einigermaßen preisgünstig erscheint. Je nach Ihrem Geruchsempfinden wählen Sie aus verschiedenen Ölen das Ihnen sympathischste aus. Es empfiehlt sich, sich hierfür in der Apotheke geringe Mengen abfüllen zu lassen, um zu Hause einen direkten Vergleich anstellen zu können.

Im Gegensatz zum Senföl der Newar wird hierzulande gerne Mandelöl oder Olivenöl für die Massage verwendet. Achten Sie jedoch, egal für welches Öl Sie sich entscheiden, darauf, daß es nicht zu geruchsintensiv ist, damit sich das Kind ganz auf Ihre Massage-Berührungen und Ihren persönlichen Eigengeruch konzentrieren kann. Fügen Sie dem Öl auch keine Blüten- oder Kräuteressenzen bei, die ebenfalls überflüssig sind und nur das Allergierisiko erhöhen würden.

Weitere wichtige Hilfsmittel

Als Unterlage für das Baby verwenden Sie am besten die Wickelauflage, die Sie mit einem vorgewärmten Tuch bedecken. Halten Sie noch weitere weiche Frottiertücher bereit, falls das Baby während der Massage auf die Unterlage näßt. Diese Tücher brauchen Sie im Sommer nicht vorzuwärmen. Sie benötigen auch Baumwollwatte und körperwarmes Wasser in einer kleinen Schüssel. Im Badezimmer stellen Sie das Badewännchen schon so bereit, daß Sie nach der Massage nur noch warmes Wasser einfüllen müssen, und für das Massageöl wählen Sie eine kleine offene Schale, die Wärme gut speichern kann. Diese Schale stellen Sie in ein Heißwasserbad, damit das Öl während der Massage warm bleibt.

Letzte Vorbereitungen, bevor Sie beginnen

Im Idealfall sitzen Sie für die Massage am Boden auf einer warmen Unterlage, zum Beispiel auf einem Teppich oder einer Wolldecke. Als Sitzposition hat es sich bewährt, ein Bein auszustrecken und das andere Bein wie zum Schneidersitz anzuwinkeln. Falls Ihnen das Sitzen am Boden unbequem ist, können Sie auch vor einem Tisch oder der Wickelkommode stehen. Probieren Sie einfach aus, wann und wo sich Ihr Körper gelöst anfühlt, denn auch Ihnen dürfen selbstverständlich durch das Ausführen der Massage keine Beschwerden entstehen. Zudem können Ihre Bewegungen nicht frei, großzügig und ungehindert fließen, wenn Sie sich beim Massieren verspannen.

Lassen Sie die Massagegriffe in Ihrem Körper mitschwingen. Das heißt zum Beispiel, wenn Sie kreisende Bewegungen beim Baby ausführen, kreisen Sie mit Ihrem Oberkörper mit. Dies intensiviert die Griffe und beugt zugleich Verkrampfungen vor, die sich bei Ihnen durch die ungewohnte Betätigung und die Konzentration einstellen könnten. So ermüden Sie weniger und Ihr Massieren dringt beim Kind tiefer ein.

Gießen Sie eine kleine Menge des Massageöls, ca. einen Deziliter, in die vorbereitete Schale. Danach wärmen Sie das Öl auf der Heizung oder in einem heißen Wasserbad vor, bis es handwarm ist. Im Sommer genügt es, wenn Sie das Öl mit den Händen vorwärmen.

Der Sinn der folgenden Vorbereitung ist, Staub und Rückstände der Kleidung aus den Hautfalten des Babys zu entfernen. Unerwünschte Staubteilchen würden Sie und das Kind beim Massieren stören. Dazu feuchten Sie die bereitgelegte Baumwollwatte an. Wenn Sie wollen, können Sie bereits etwas Öl ins warme Wasser mischen. Diese Körperreinigung beginnen Sie im Gesicht, waschen das Baby am Hals, unter den Armen, zwischen den Fingern, einfach überall dort, wo sich kleine Partikel befinden können. Für die Rückseite drehen Sie das Kind langsam so auf den Bauch, daß es dabei auf Ihrem Unterarm und Ihrer Hand liegt. Wenn Sie mit dem Reinigen des

Rückens fertig sind, drehen Sie es behutsam auf den Rücken zurück und legen es gleichzeitig auf die Unterlage.

Danach nehmen Sie Blickkontakt mit Ihrem Kind auf. Wenn Sie möchten, können Sie sich mental auf die Massage vorbereiten. Dabei wünschen Sie dem Baby zum Beispiel, daß Sie ihm während der Massage möglichst viele Sinneseindrücke vermitteln können.

Das Kind ist im Geburtskanal kraftvoll berührt worden. Deshalb sollten Sie es bei der nun folgenden Massage nicht zu zaghaft berühren, damit es sich sicher fühlt. Durch das regelmäßige Berühren gewinnen Sie automatisch mehr Vertrauen und Sicherheit, das Richtige für das Baby zu tun. Die folgenden Anleitungen sollen Ihnen als Ausgangsbasis dienen, die Sie mehr und mehr mit Ihrer persönlichen Situation, mit Ihrer und der Individualität Ihres Kindes in Einklang bringt.

Insgesamt werden 53 Massageübungen ausgeführt. Wie oft Sie die jeweiligen Bewegungen ausführen sollten, ist bei den einzelnen Übungen angegeben. Für das vollständige Massageprogramm benötigen Sie ungefähr 20 bis 40 Minuten.

Text, Skizze und Foto bilden eine Einheit, um die jeweilige Übung möglichst optimal zu erläutern. Ein Foto kann jedoch nur eine Momentaufnahme sein. Das Kind bewegt sich oft lebhafter, als es dem Massierenden lieb ist, so daß es machmal z. B. in der Position der Hände auf den Fotos kleine Abweichungen von Text und Skizze gibt.

Die praktische Babymassage

Die Kopfhaut

LAGERUNG:
Das Baby liegt auf dem Rücken. Seine Beine und Füße zeigen in Ihre Richtung, und das Gesicht des Kindes ist Ihnen zugewendet.

GEFÜHLSMÄSSIGE ZUWENDUNG:
Während der ganzen Kopfmassage können Sie dem Baby wünschen, daß
- ihm alle Sorgen und schlechten Einflüsse fernbleiben,
- ihm das Gute nahestehe,
- sich seine Sprache optimal entwickle.

BESONDERE WIRKUNG DIESER MASSAGE:
- Eine schöne, wohlproportionierte Kopfform wird gefördert.
- Sie beugt Verspannungen der Kopfhaut vor und hilft, Spannungen zu lindern.
- Sie unterstützt die Durchblutung der Kopfhaut und fördert einen gesunden Haarwuchs, verleiht den Haaren Glanz und kräftigt die Haarwurzeln.
- Das Haar wird mit den Fingern »gekämmt« und liegt dadurch geordnet.

WICHTIG:
- Bevor Sie mit der Massage beginnen, wärmen Sie Ihre Handinnenflächen vor, indem Sie beide Hände eine Weile aufeinander legen.
- Bleiben Sie während der ganzen Massage immer mit einer Hand in Kontakt zum Baby. Nehmen Sie deshalb immer nur mit einer Hand von dem Öl aus dem Schälchen.

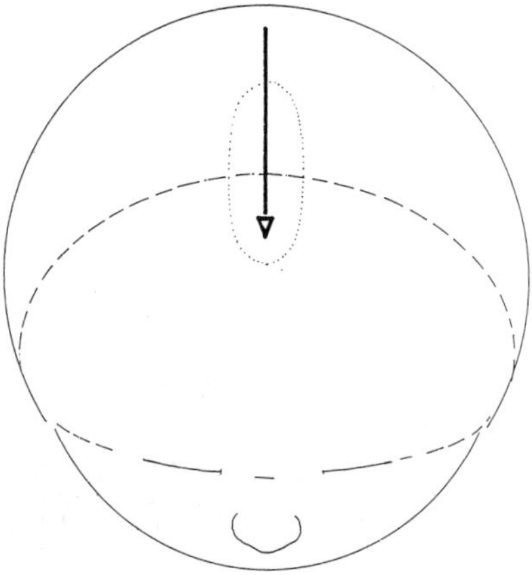

Übung 1:

a) Mit der linken Hand heben Sie den Kopf des Kindes langsam und vorsichtig gut 10 Zentimeter von der Unterlage ab und stützen ihn mit Ihrer ganzen linken Hand. Konzentrieren Sie sich dabei auf die Kontaktstellen Ihres Handballens, Ihrer Handmitte und Ihrer Finger mit dem Kopf des Babys und nehmen Sie seine Körperwärme wahr. In Ihrer Handmitte ruht sein Hinterkopf völlig entspannt und geborgen.

b) Mit der rechten Hand nehmen Sie das bereitgestellte Ölgefäß und gießen vom handwarmen Öl einige Tropfen auf die große Fontanelle.

c) Das Öl würde nun längs der Fontanelle zum Hinterkopf rinnen. Das verhindern Sie, indem Sie es mit dem rechten Zeigefinger vom Hinterkopf Richtung Stirn über die große Fontanelle zart verstreichen. Sie führen diese Bewegung mit der weichen Innenseite Ihres Zeigefingers aus.

d) Beginnen Sie diese Bewegung immer wieder am Hinterkopf und wiederholen Sie sie nur so oft, bis das Öl nicht mehr zum Hinterkopf rinnt.

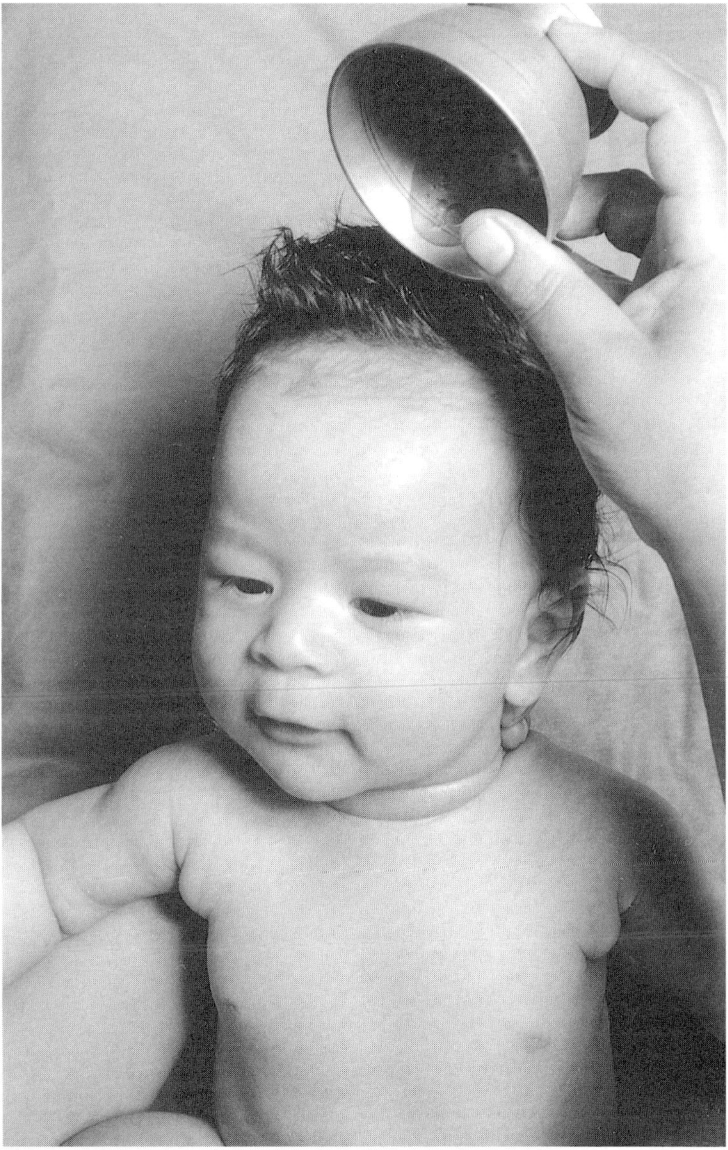

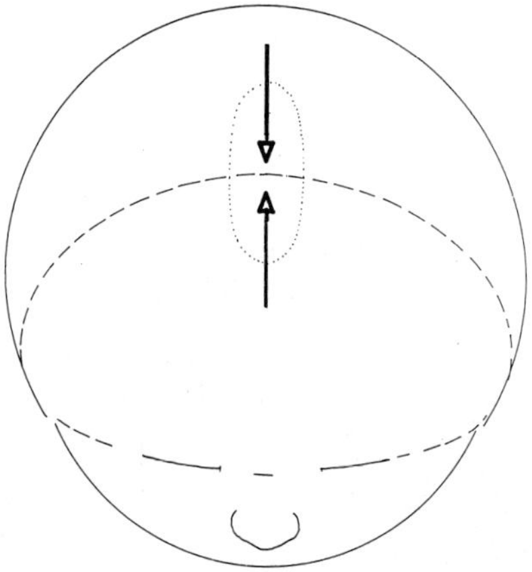

Übung 2:

Dieser Schritt ergänzt Übung 1.

a) Mit der weichen Innenseite Ihres rechten Zeigefingers gleiten Sie von der Stirn in Richtung Hinterkopf bis zur großen Fontanelle.

b) Dann führen Sie, wie bei Übung 1, den rechten Zeigefinger vom Hinterkopf in Richtung Stirn bis zur großen Fontanelle. Abwechselnd wiederholen Sie beide Bewegungen viermal.

c) Danach legen Sie den Kopf sanft auf die Unterlage zurück.

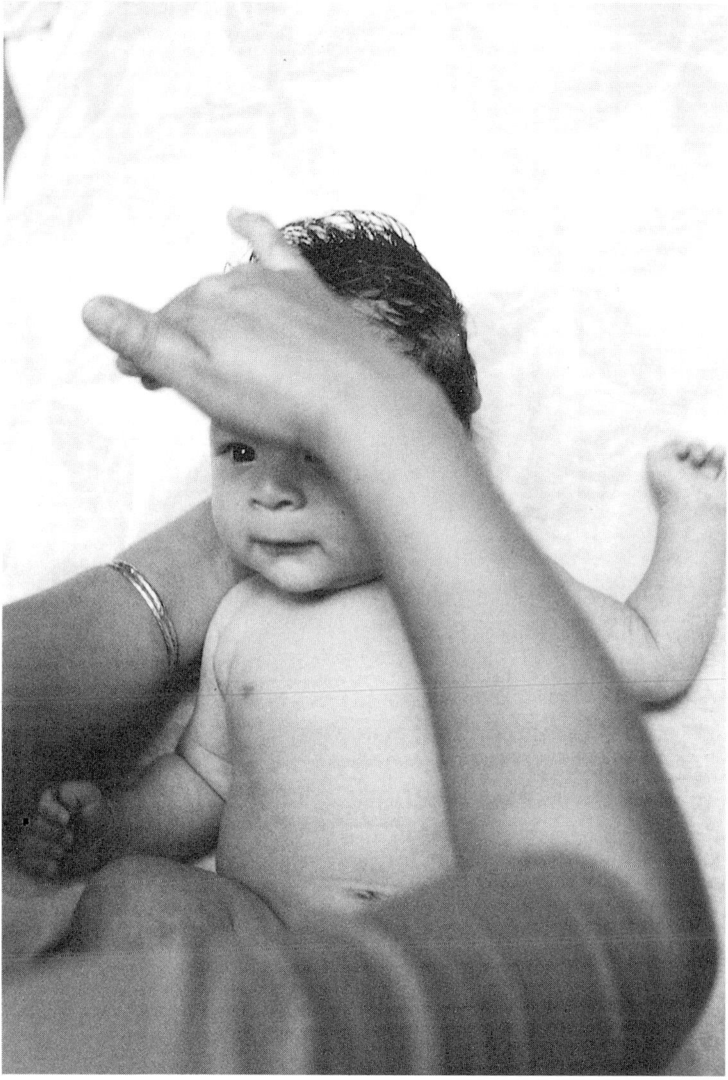

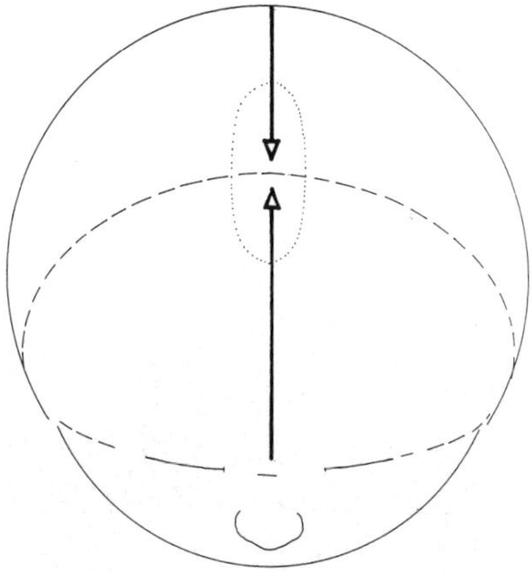

Übung 3:

a) Legen Sie die Finger Ihrer einen Hand auf die Mitte der Stirn des Kindes.
b) Dann plazieren Sie die Finger Ihrer anderen Hand am Hinterkopf oberhalb des Auflagepunktes des Kopfes auf der Unterlage.
c) Gleichzeitig streichen Sie nun mit der einen Hand von der Stirn zur großen Fontanelle und mit der anderen Hand vom Hinterkopf zur großen Fontanelle hin.
d) Führen Sie diese Bewegungen je viermal sanft, langsam und rhythmisch aus. Beenden Sie die Streichbewegungen auf der Fontanelle.

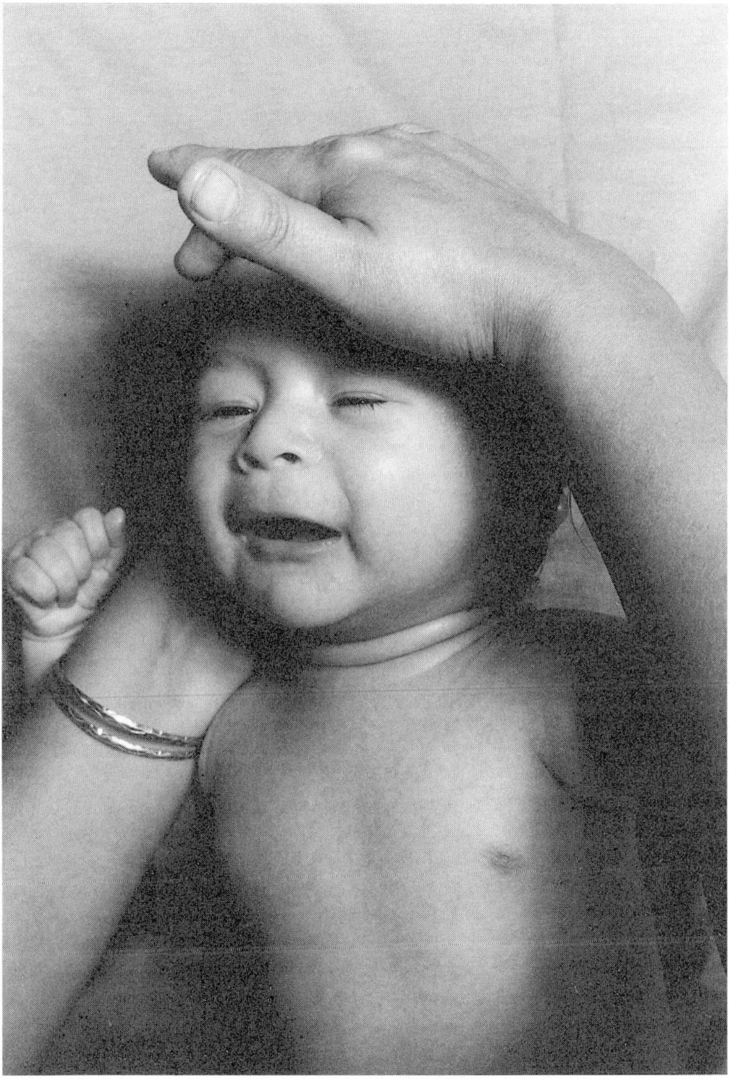

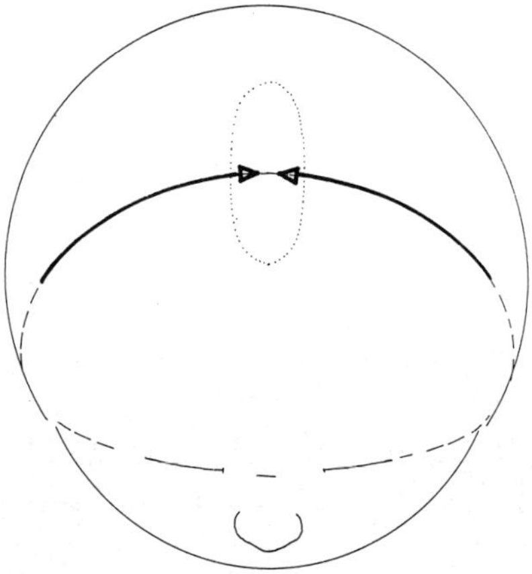

Übung 4:

a) Legen Sie die Finger links und rechts unterhalb der großen Fontanelle auf die Seiten des Kopfes.
b) Dann gleiten Sie mit Ihren Händen behutsam zur großen Fontanelle hinauf.
c) Beginnen Sie immer wieder seitlich und führen Sie diese Bewegung viermal mit viel Gefühl und ohne Druck aus.
d) Nehmen Sie die Körperwärme des Kindes mit Ihren Fingern wahr. Entspannen Sie beim Massieren auch Ihr Gesicht und Ihre Schultern. Betrachten Sie Ihr Baby und achten Sie auf seine Töne und Signale.

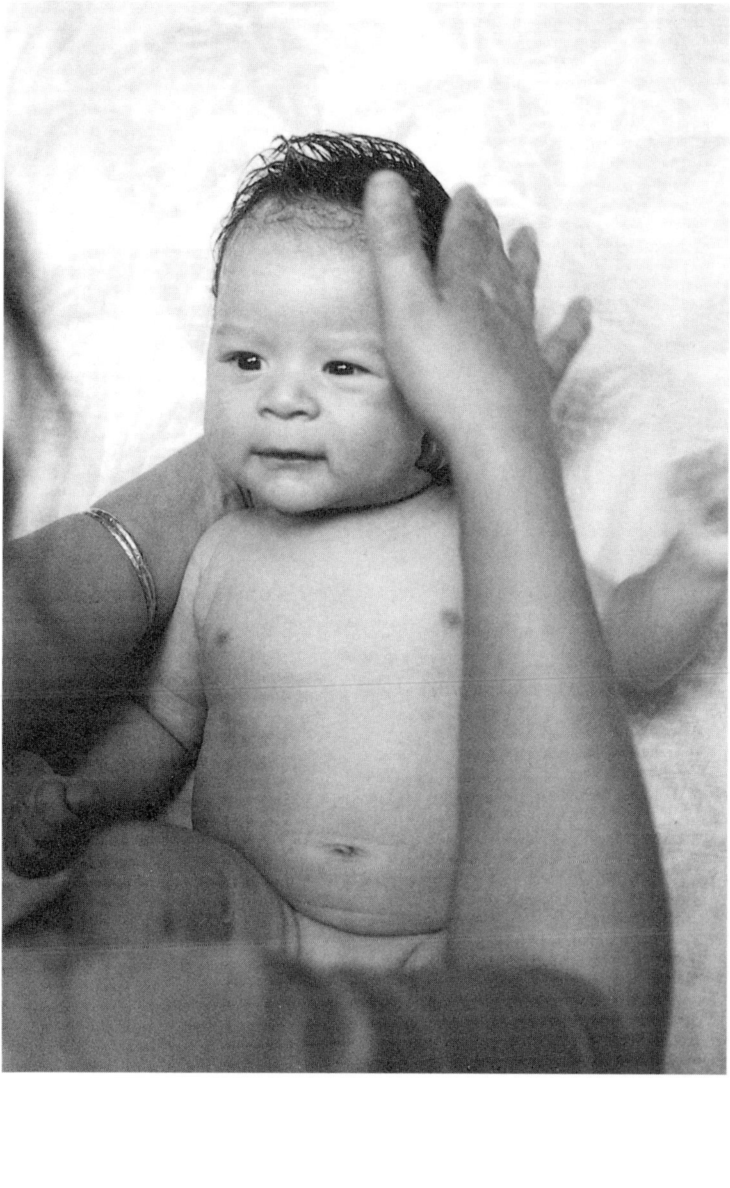

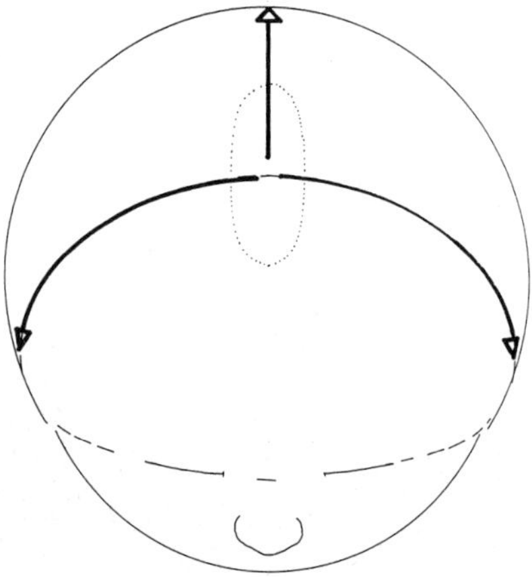

Übung 5:

Mittlerweile ist das Öl auf der ganzen Kopfhaut verteilt. Mit der rechten Hand massieren Sie bei diesem Schritt die Kopfpartien hinter den Ohren und die Bereiche unterhalb der großen Fontanelle. Dabei sprechen Sie mit ruhiger Stimme das Baby mit seinem Namen an.

a) Wie bei Übung 1 heben Sie mit der linken Hand den Kopf des Kindes langsam und vorsichtig gut 10 Zentimeter von der Unterlage ab und stützen ihn mit Ihrer ganzen linken Hand.
b) Die rechte Hand legen Sie auf die Mitte des hinteren Fontanellen-Randes und streichen dann behutsam vom Rand zum Hinterkopf.
c) Anschließend plazieren Sie Ihre rechte Hand auf der linken Seite des Fontanellen-Randes. Jetzt gleiten Sie sanft vom Rand über den Bereich hinter dem linken Ohr bis zum Haaransatz.
d) Sie legen Ihre rechte Hand auf die rechte Seite des Fontanellen-Randes. Jetzt gleiten Sie vom Rand über den Bereich hinter dem rechten Ohr bis zum Haaransatz.
e) Diese Abfolge, Mitte, links, rechts, führen Sie insgesamt viermal aus. Danach legen Sie den Kopf sanft auf die Unterlage zurück.

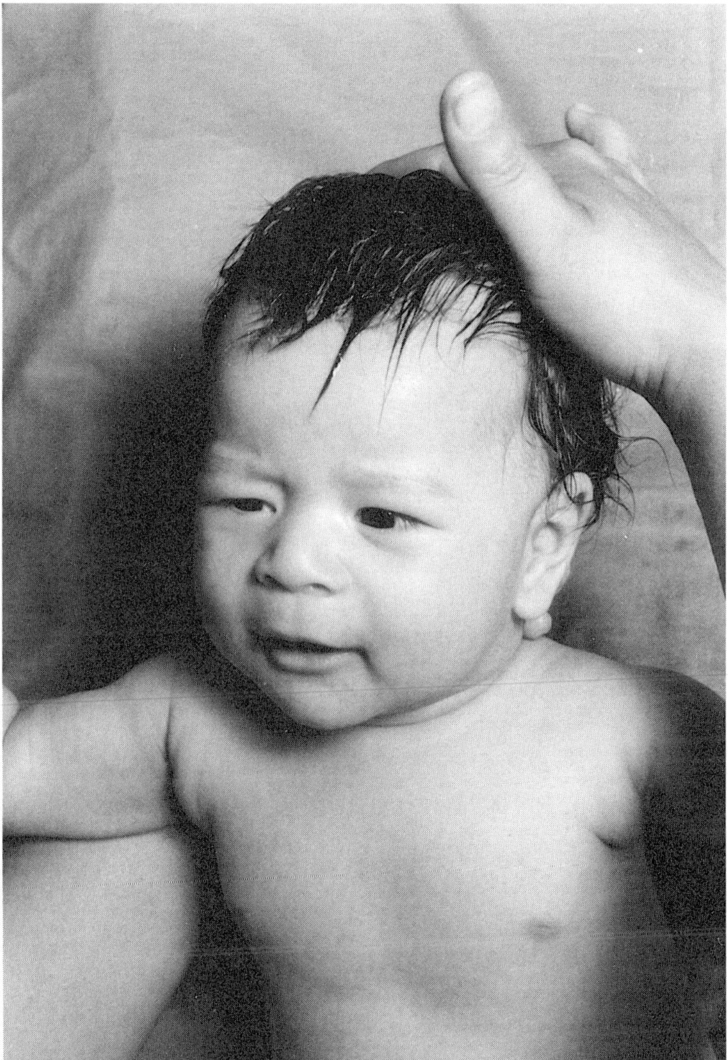

Brust und Bauch

LAGERUNG:
Das Baby liegt auf dem Rücken. Seine Beine und Füße zeigen in Ihre Richtung. Das Gesicht des Kindes ist Ihnen zugewendet.

BESONDERE WIRKUNG DIESER MASSAGE:
- Die Muskeln werden entspannt und Verkrampfungen gelöst.
- Die Haut wird verstärkt durchblutet und belebt.
- Stoffwechsel und Verdauung werden angeregt.

WICHTIG:
- Nehmen Sie reichlich Öl und verteilen es auf Ihren beiden Handflächen.
- Massieren Sie bei den folgenden Massage-Schritten mit Ihren beiden Handflächen in ihrer ganzen Länge und Breite.

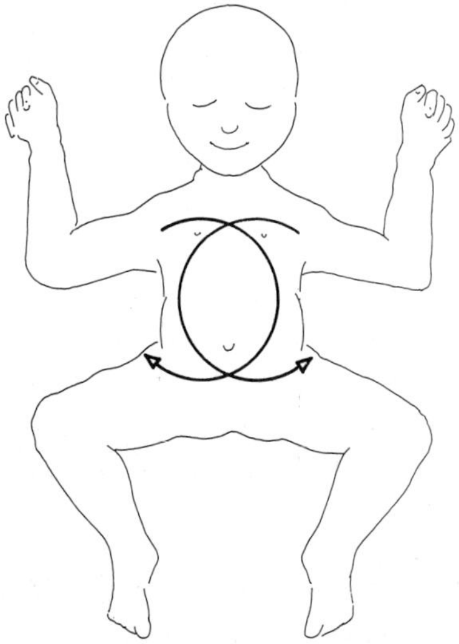

Übung 6:

Mit großzügigen Bogenbewegungen massieren Sie den Rumpf vom Hals zu den Lenden.

a) Legen Sie Ihre linke Hand auf die linke Schulter des Babys.

b) Gleiten Sie dann sanft mit der linken Hand bogenförmig über den Bereich des Herzens und weiter bis zur rechten Bauchseite. Von der rechten Bauchseite aus gleiten Sie dann bogenförmig weiter, bis Ihre linke Hand die linke Lende des Kindes erreicht.

c) Anschließend führen Sie mit Ihrer rechten Hand die entsprechende Gegenbewegung aus: Gehen Sie mit der bogenförmigen Bewegung von der rechten Schulter aus und beenden Sie das Gleiten auf der rechten Lende des Kindes.

Abwechselnd führen Sie die weichen Bewegungen ununterbrochen mit der linken Hand, dann mit der rechten Hand aus. Mit jeder Hand massieren Sie sechsmal.

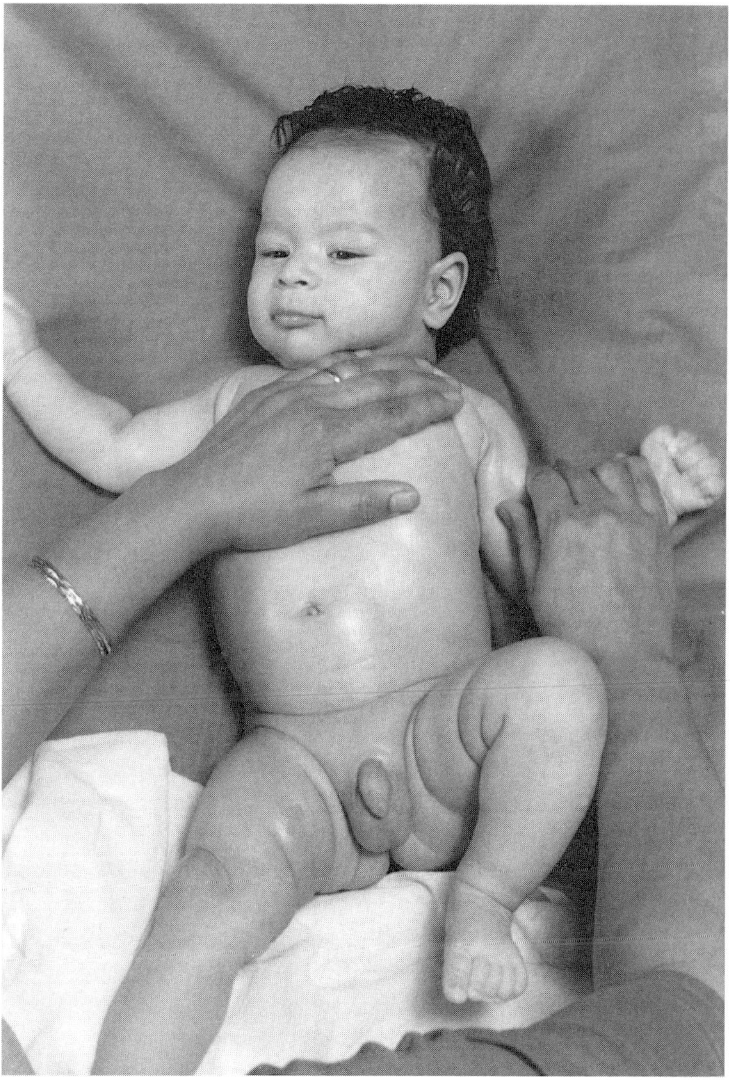

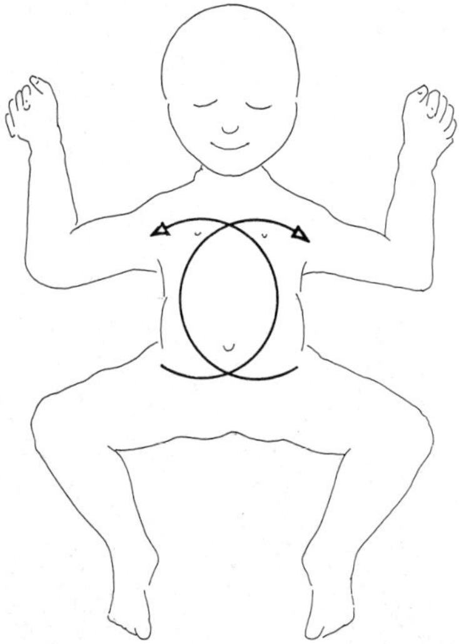

Übung 7:

Mit frischem Öl auf den Händen führen Sie jetzt die Gegenbewegungen zu Übung 6 von den Lenden zu den Schultern aus.

a) Legen Sie Ihre linke Hand auf die rechte Lende des Babys.
b) Gleiten Sie dann sanft mit der linken Hand bogenförmig bis zu seiner linken Bauchseite. Von der linken Bauchseite aus streichen Sie dann bogenförmig weiter über den Bereich des Herzens, bis Ihre linke Hand die rechte Schulter des Kindes erreicht.
c) Anschließend führen Sie mit Ihrer rechten Hand die entsprechende Gegenbewegung aus. Dabei gehen Sie mit der bogenförmigen Bewegung von der linken Lende aus und beenden das Gleiten auf der linken Schulter des Kindes.

Abwechselnd führen Sie die weichen Bewegungen ununterbrochen mit der linken Hand, dann mit der rechten Hand aus. Mit jeder Hand massieren Sie sechsmal.

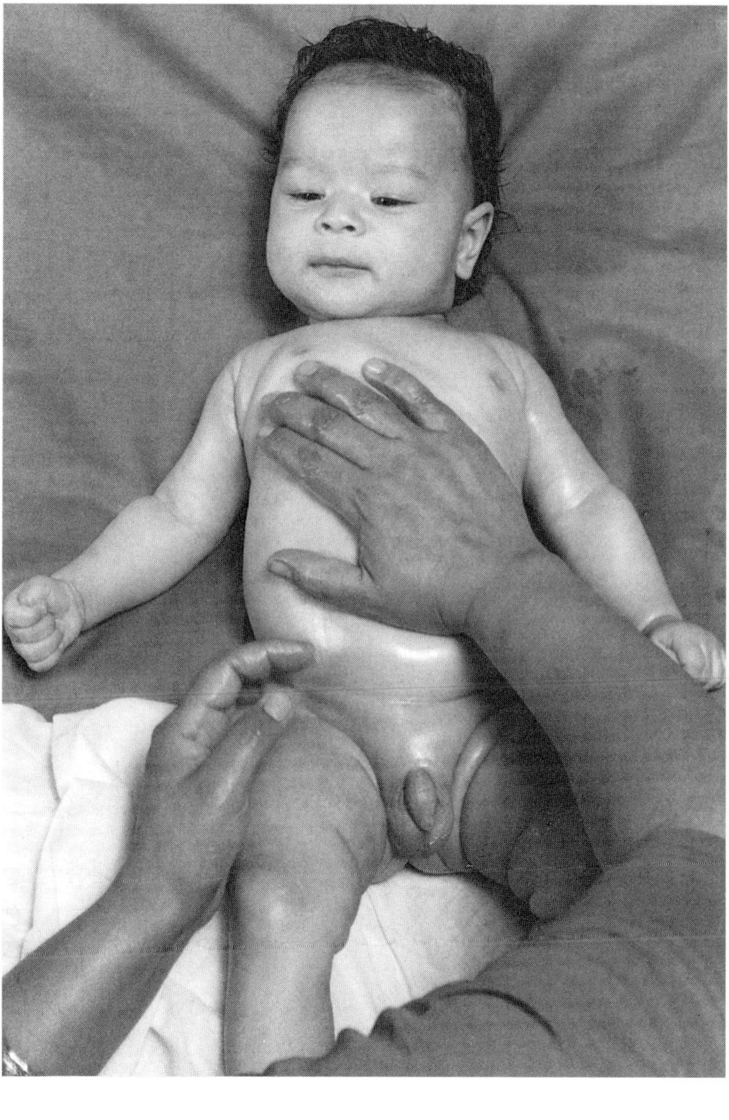

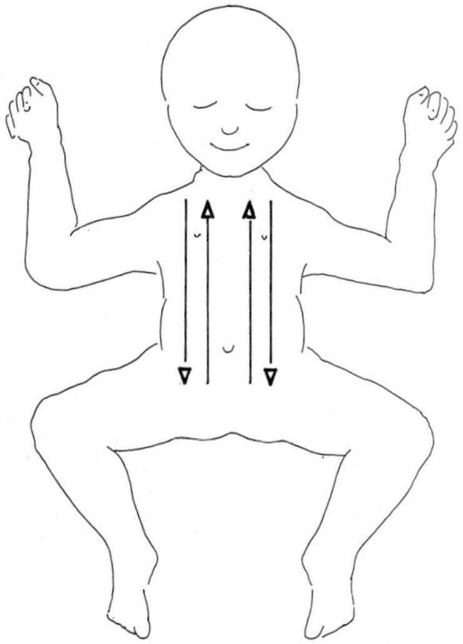

Übung 8:

Jetzt folgt eine intensivere Massage.

a) Legen Sie die linke Hand auf die rechte Schulter und die rechte Hand auf die linke Lende.

b) Streichen Sie jetzt mit der linken Hand in gerader Linie von der Schulter zur Lende und gleichzeitig mit der rechten Hand von der linken Lende zur linken Schulter.

c) Dort angekommen, wechseln Sie mit den Händen die Richtungen; die rechte Hand streicht zurück zur linken Lende und die linke Hand zurück zur Schulter.

d) Lassen sie die Bewegung zwar kräftig, aber ohne Druck fließen und schmiegen Sie dabei Ihre Hände an den Körper des Kindes.

Diese Doppelbewegung führen Sie sechsmal aus.

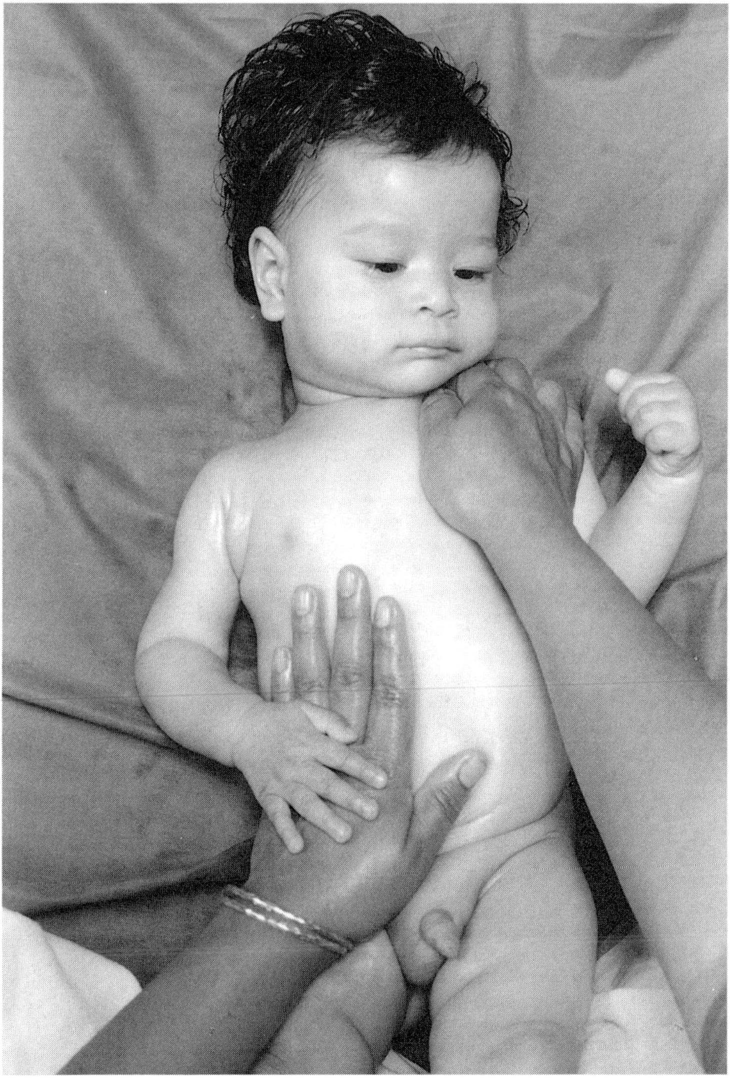

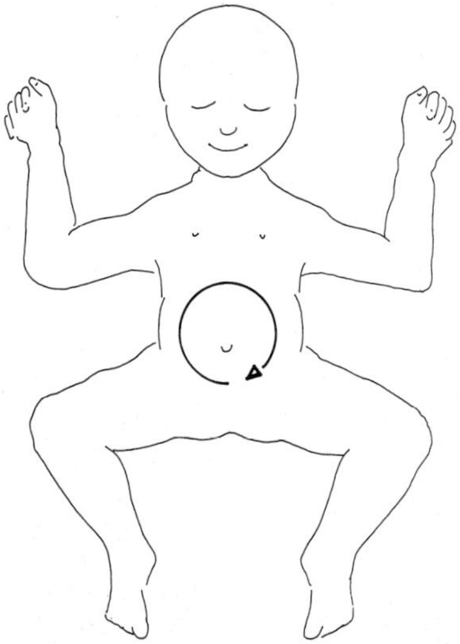

Übung 9:

Träufeln Sie noch etwas Öl auf die Handfläche Ihrer rechten Hand.

a) Führen Sie Ihre linke Hand unter die Oberschenkel des Kindes, und heben Sie diese leicht von der Unterlage ab. So entspannt sich die Bauchmuskulatur.

b) Mit der rechten Hand massieren Sie jetzt ruhig und langsam kreisend im Uhrzeigersinn den Bauch.

Diese Bewegung führen Sie sechsmal aus. Sie fördert nicht nur die Durchblutung von Haut und Gewebe, sondern besonders auch die Verdauung. Sie kann bei Verdauungsbeschwerden und Magenkrämpfen helfen.

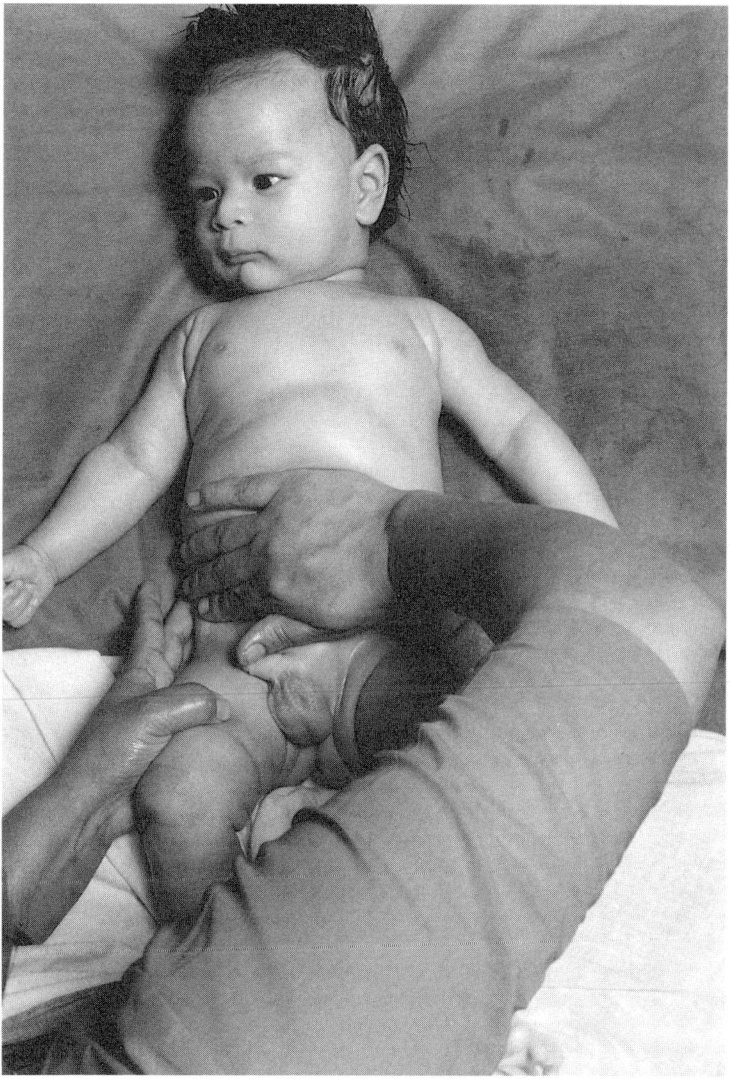

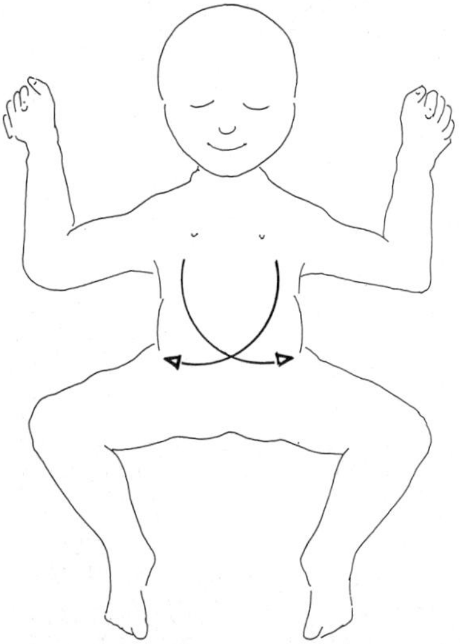

Übung 10:

Ähnlich wie bei den Übungen 6 und 7 führen Sie wieder Bogenbewegungen aus.

a) Legen Sie Ihre linke Hand auf die linke Körperseite unterhalb der Achselhöhle.
b) Gleiten Sie dann sanft mit der linken Hand über die linke Bauchseite.
c) Von der linken Bauchseite aus gleiten Sie bogenförmig weiter, bis Ihre linke Hand die rechte Hüfte erreicht.
d) Sobald die linke Hand angekommen ist, führen Sie mit der rechten Hand die Gegenbewegung aus, d. h., Sie gleiten von der rechten Körperseite in einem Bogen bis zur linken Hüfte.

Abwechselnd führen Sie die geschmeidigen Bewegungen ohne Unterbrechung mit der linken und rechten Hand aus. Mit jeder Hand massieren Sie sechsmal.

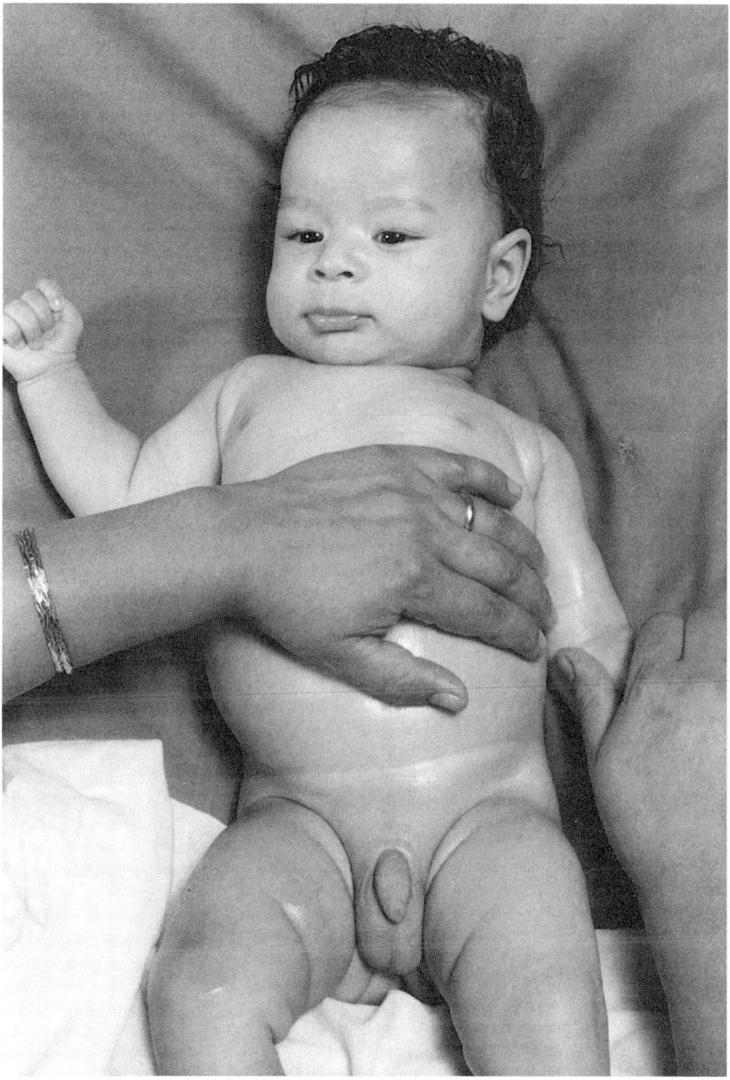

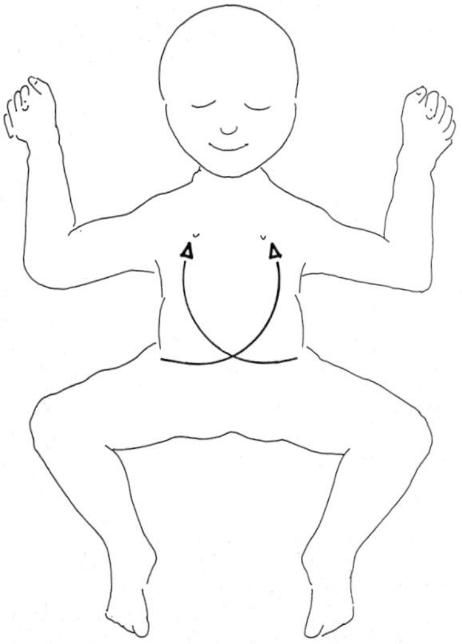

Übung 11:

Wenn nötig, nehmen Sie nochmals Öl und führen dann die Gegenbewegungen zu Übung 10 von unten nach oben aus.

a) Legen Sie Ihre linke Hand auf die rechte Hüfte des Kindes.
b) Gleiten Sie dann sanft mit der linken Hand bogenförmig zur rechten Bauchseite.
c) Von der rechten Bauchseite aus massieren Sie dann bogenförmig weiter, bis Ihre linke Hand die linke Körperseite unterhalb der Achselhöhle erreicht.
d) Sobald die linke Hand angekommen ist, führen Sie mit der rechten Hand die Gegenbewegung aus, d. h., Sie gleiten von der linken Hüfte in einem Bogen bis unter die Achselhöhle der rechten Körperseite.
e) Abwechselnd führen Sie die geschmeidigen Bewegungen ohne Unterbrechung mit der linken und rechten Hand aus.

Mit jeder Hand massieren Sie sechsmal.

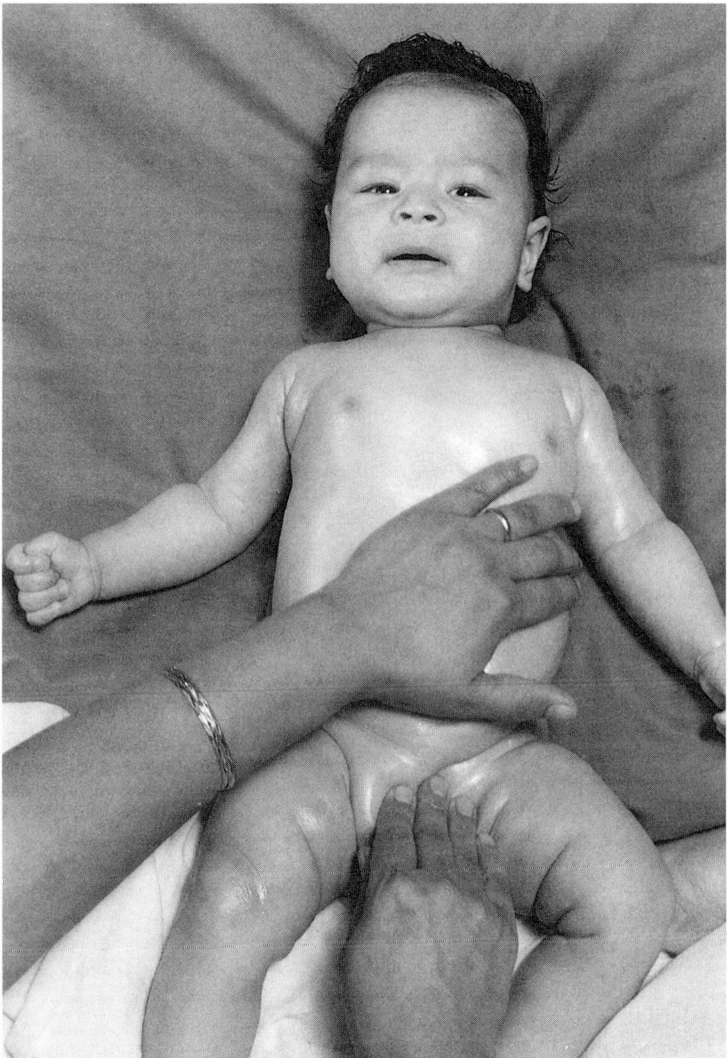

Arme und Hände in Seitenlage

LAGERUNG:
Drehen Sie das Kind nun nach rechts, so daß es auf der rechten Körperseite liegt.

BESONDERE WIRKUNG DIESER MASSAGE:
- Über die Reflexzonen der Hände, die Sie durch die Massage bearbeiten, erreichen Sie verschiedene Körperorgane und kräftigen sie.
- Durch das Berühren der Arme und Hände entwickelt das Kind dort ein gutes Körperbewußtsein.

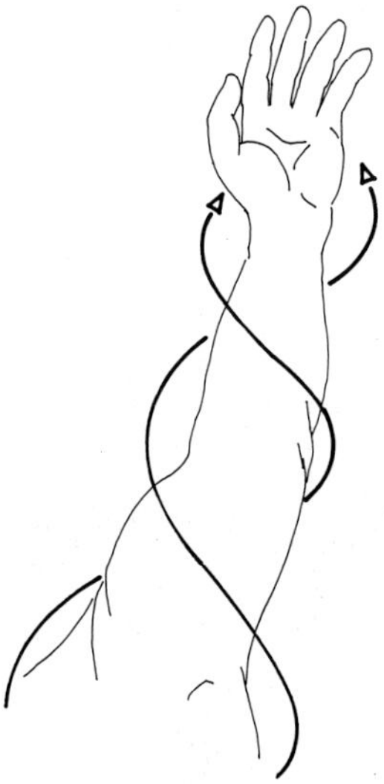

Übung 12:

Nehmen Sie etwas vom vorgewärmten Öl.

a) Heben Sie den linken Arm des Babys mit Ihrer linken Hand senkrecht nach oben.
b) Dann umfassen Sie das linke Handgelenk mit Ihrer linken Hand.
c) Mit der rechten Hand massieren Sie nun den linken Arm des Kindes vom Schultergelenk bis zum Handgelenk in einer Spiralbewegung.
d) Fassen Sie jetzt mit Ihrer rechten Hand den Arm des Kindes am Handgelenk.
e) Nun wiederholen Sie die Massage mit der linken Hand vom Schultergelenk bis zum Handgelenk in einer Spiralbewegung.

Abwechselnd führen Sie die geschmeidigen, aber trotzdem kraftvollen Bewegungen ohne Unterbrechung mit der linken und der rechten Hand aus. Sie massieren mit jeder Hand sechsmal.

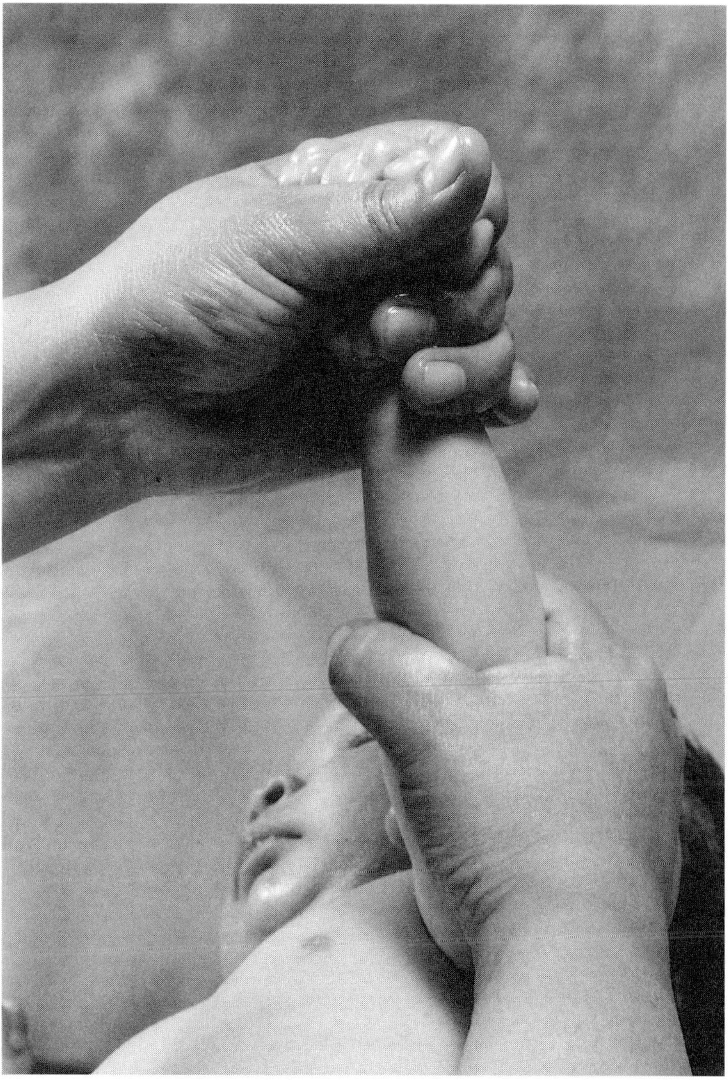

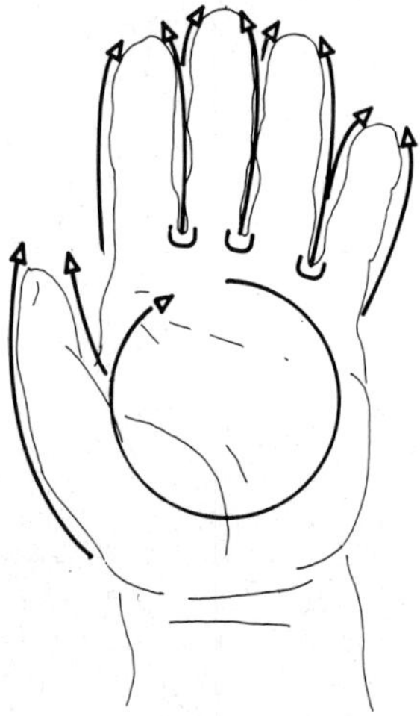

Übung 13:

Der linke Arm des Babys ist entspannt, und seine Hand liegt in Ihrer Hand.

a) Sie versuchen vorsichtig, mit Ihren beiden Daumen die Hand zu öffnen und dem Kind die Handinnenfläche kreisend zu massieren. Führen Sie die Kreisbewegung sechsmal aus.

b) Anschließend massieren Sie jeden Finger einzeln: Sie beginnen mit dem Daumen des Babys und arbeiten dann weiter bis zu seinem kleinen Finger. Dabei gleiten Sie mit Ihrem Daumen und Zeigefinger am Finger bis zur Fingerspitze hoch, und zwar an den Seiten der Finger.

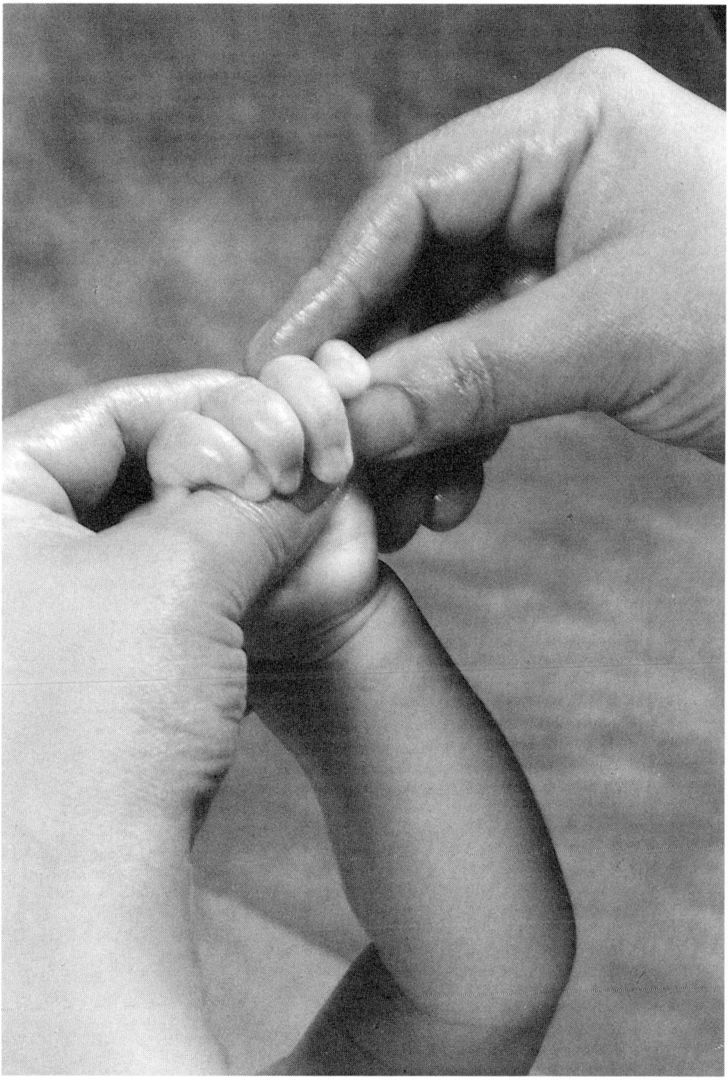

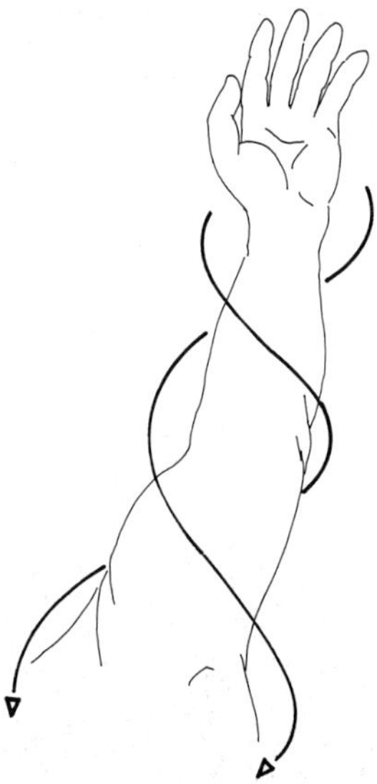

Übung 14:

Jetzt folgt die Gegenbewegung zu Übung 12.

a) Wieder heben Sie den linken Arm des Babys mit Ihrer linken Hand senkrecht nach oben.

b) Dann umfassen Sie das linke Handgelenk mit Ihrer linken Hand.

c) Mit der rechten Hand massieren Sie nun den linken Arm des Kindes vom Handgelenk bis zum Schultergelenk in einer Spiralbewegung.
Diese Bewegung mit der rechten Hand führen Sie sechsmal aus.

d) Anschließend fassen Sie das Handgelenk Ihres Babys mit Ihrer rechten Hand.

Wiederholen Sie diese geschmeidige, aber trotzdem kraftvolle Massage mit der linken Hand ebenfalls sechsmal.

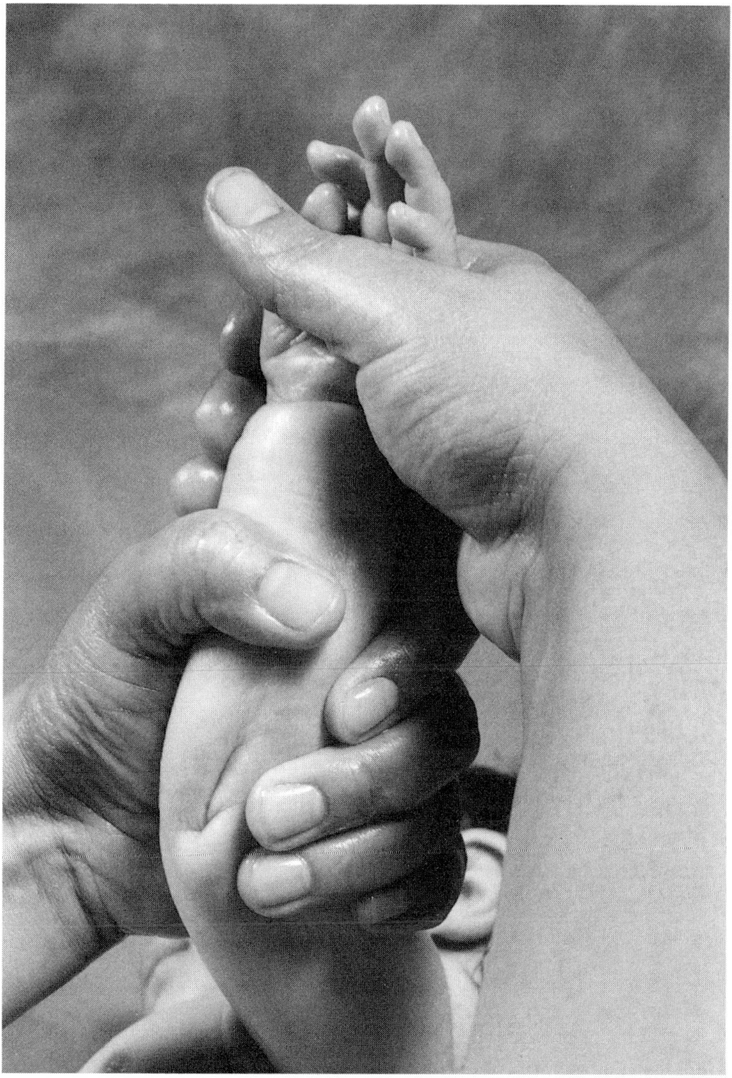

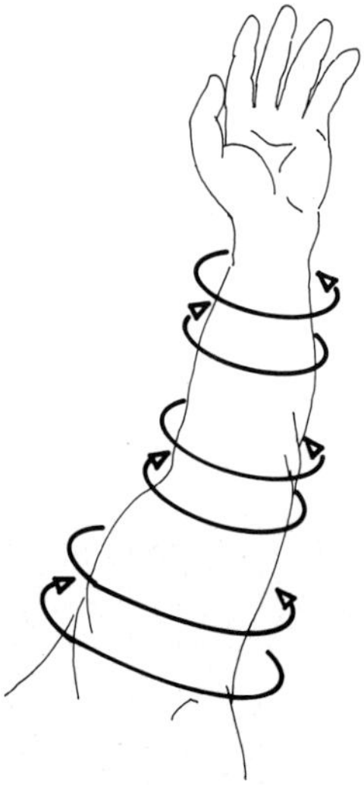

Übung 15:

a) Halten Sie mit der rechten Hand den linken Arm des Babys am Handgelenk senkrecht nach oben.
b) Dann lösen Sie Ihre Hand vom Handgelenk und massieren den Arm mit beiden Händen in einer Querbewegung, wobei Sie mit der einen Hand in die eine Richtung massieren und mit der anderen in die Gegenrichtung. Beginnen Sie bei der Schulter und massieren Sie bis zum Handgelenk. Dabei bleibt der Arm des Babys senkrecht, weil Ihre massierenden Hände ihn stützen.

Sie führen diese Massage sechsmal aus.

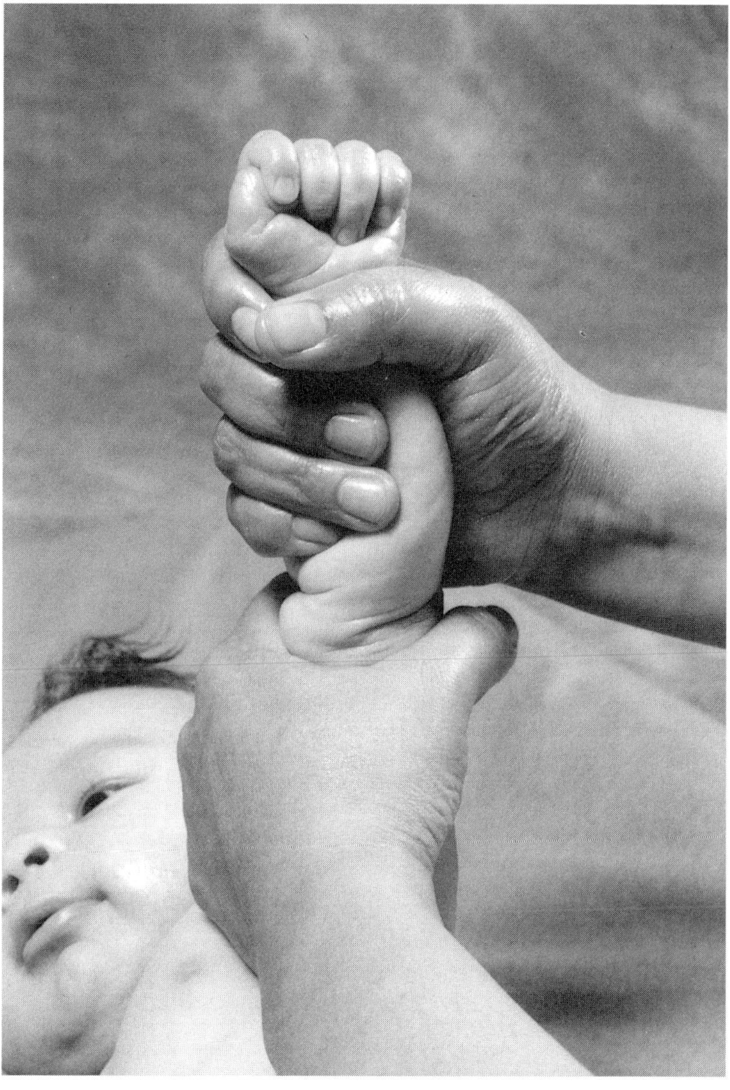

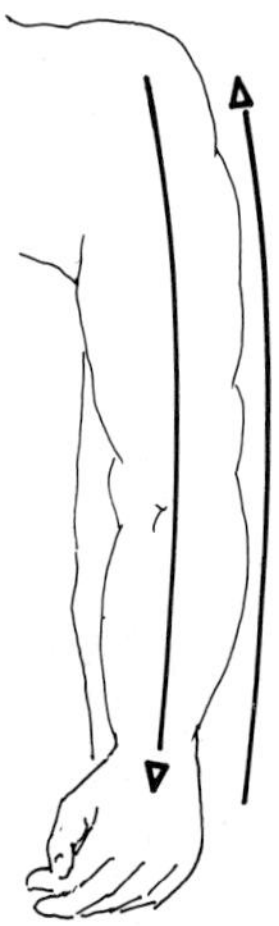

Übung 16:

a) Sanft legen Sie den Arm des Kindes auf der linken Körperseite ab. Der Arm liegt jetzt ganz parallel zum Körper.
b) Mit Ihrer linken Hand halten Sie das Handgelenk des Kindes etwa auf Höhe seiner Hüfte fest.
c) Mit der rechten Hand gleiten Sie ruhig und langsam dreimal mit Ihrer ganzen Handfläche von der Schulter zum Handgelenk und wieder zurück.
d) Mit Ihrer linken Hand wiederholen Sie dieses geschmeidige Gleiten ebenfalls dreimal.

Anschließend wiederholen Sie die Übungen 12 bis 16 am rechten Arm. Dazu drehen Sie das Kind behutsam auf die linke Seite.

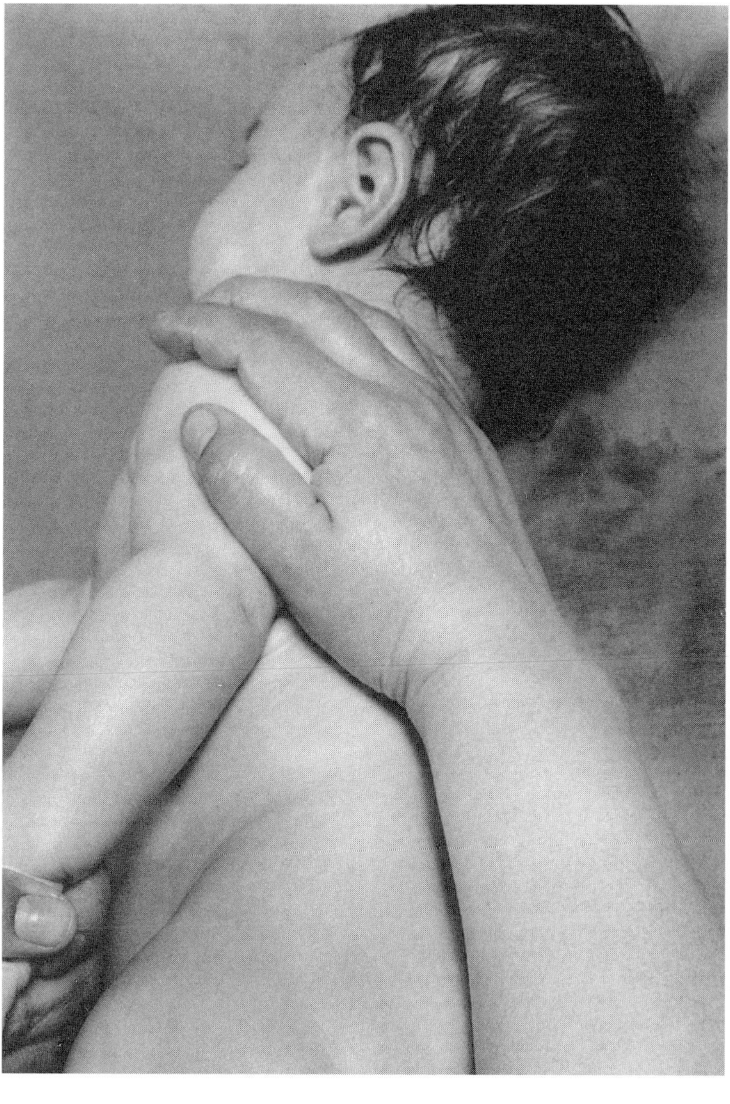

Beine und Füße in Rückenlage

LAGERUNG:
Drehen Sie das Kind wieder auf den Rücken. Sein Gesicht ist Ihnen zugewendet. Dabei achten Sie darauf, daß das Kind so liegt, daß beide Beine in Ihrem Schoß ruhen. Dies ermöglicht auch einen besseren Körperkontakt.

BESONDERE WIRKUNG DIESER MASSAGEN:
- Das Massieren der Füße wirkt über die Reflexzonen auf Organ- und Stoffwechselvorgänge sowie auf das Skelett kräftigend und ausgleichend.
- Durch das Berühren der Beine und Füße entwickelt das Kind dort ein gutes Körperbewußtsein. Das ist besonders wichtig für das zukünftige Stehen und Laufen.

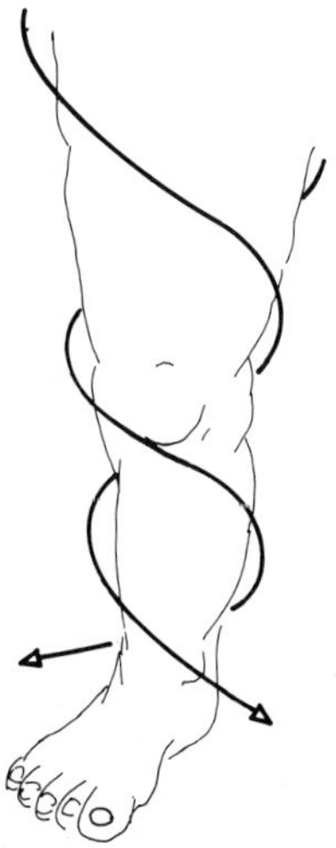

Übung 17:

a) Mit Ihrer linken Hand halten Sie das rechte Fußgelenk des Babys.
b) Mit Ihrer rechten Hand verteilen Sie etwas vom vorgewärmten Öl mit sanften Streichelbewegungen gleichmäßig über das ganze Bein.
c) Mit der rechten Hand massieren Sie nun das rechte Bein des Kindes von der Hüfte bis zum Fußgelenk in einer Spiralbewegung. Hierbei dürfen Sie ruhig etwas Druck und Kraft anwenden.
d) Fassen Sie mit Ihrer rechten Hand nun das Fußgelenk des Kindes.
e) Wiederholen Sie die Massage mit der linken Hand am Bein von der Hüfte bis zum Fußgelenk.

Massieren Sie abwechselnd mit jeder Hand sechsmal.

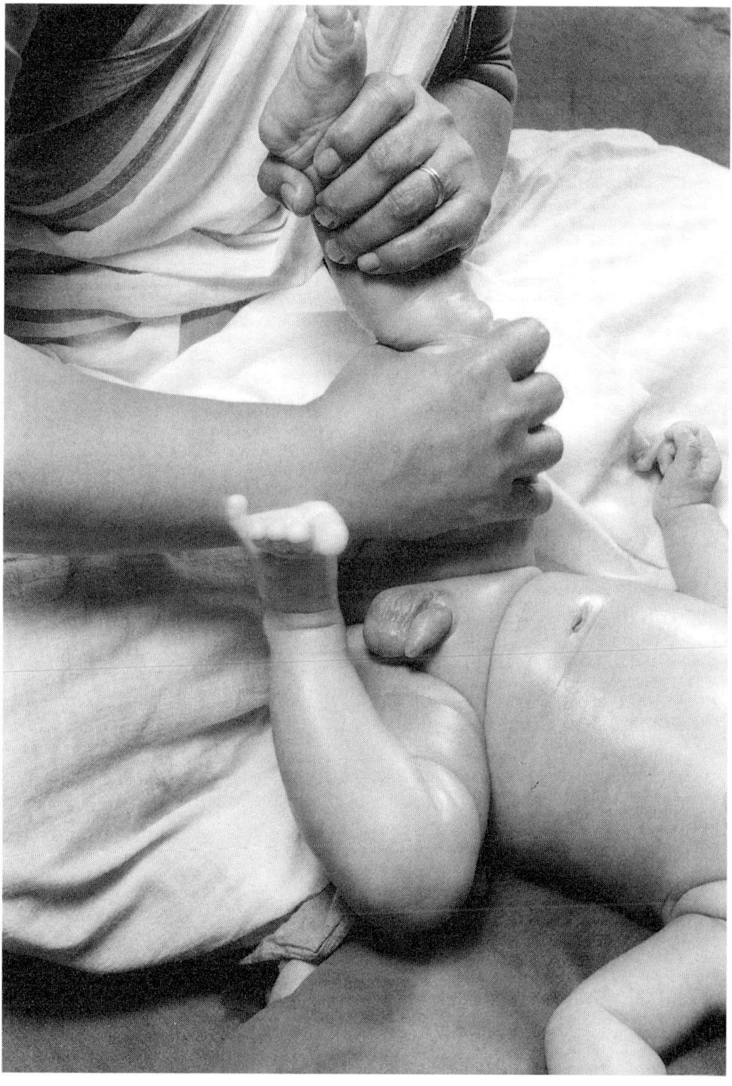

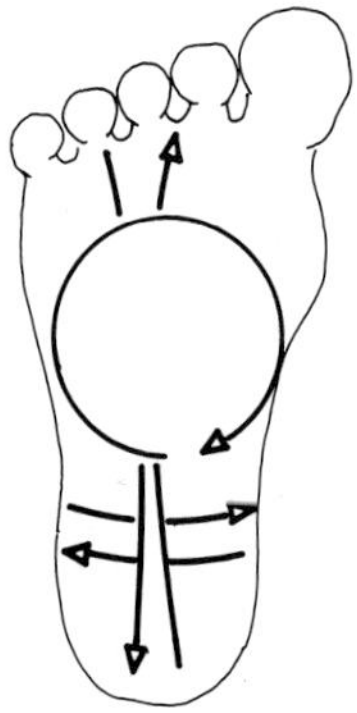

Übung 18:

Die beiden folgenden Übungen verlangen konzentrierte Beobachtung und viel Geduld, damit Sie sofort auf die Empfindungen des Babys reagieren können.

a) Wieder nehmen Sie ein wenig vom vorgewärmten Öl in Ihre rechte Hand.
b) Mit Ihrer linken Hand halten Sie das rechte Fußgelenk.
c) Dann heben Sie das rechte Bein so von der Unterlage ab, daß Sie den Fußballen sehen können.
d) Kreisen Sie einige Male mit der rechten Hand über die Mitte des Fußes.
e) Anschließend massieren Sie mit beiden Daumen die Fußsohle in ihrer ganzen Länge von den Zehen zur Ferse und zurück sowie in der Querrichtung. Beobachten Sie dabei die Signale Ihres Kindes, damit Sie sehen, wie es ihm dabei geht. Sollte es Ihnen zu verstehen geben, daß es dabei Unbehagen empfindet, reduzieren Sie den Druck Ihrer Daumen.

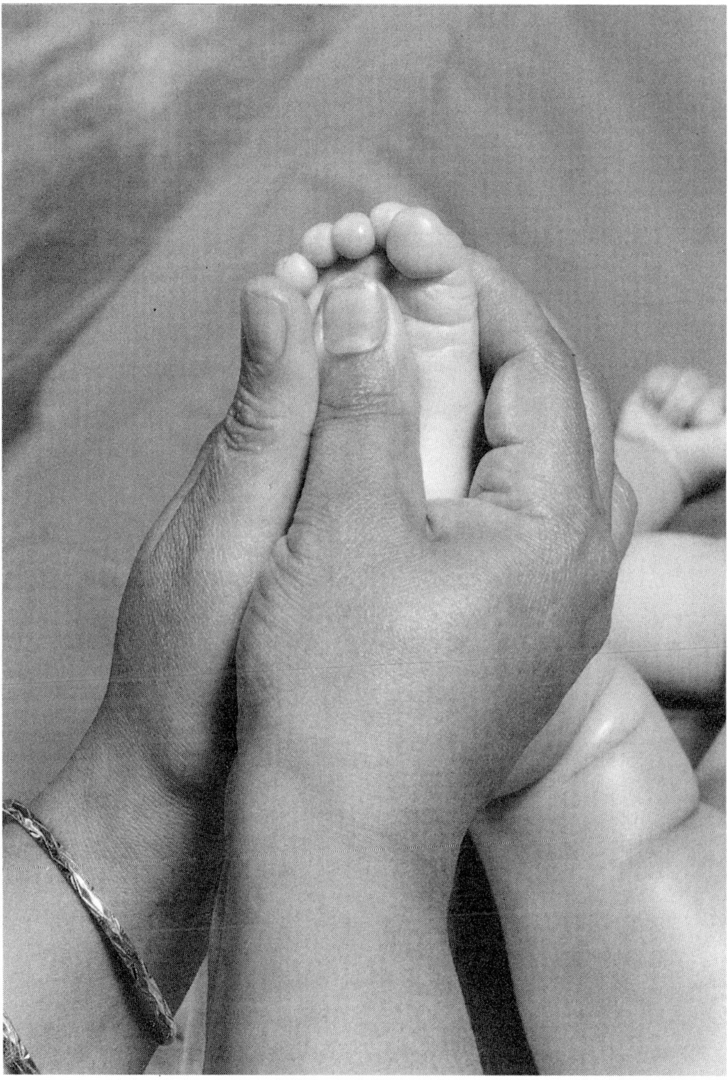

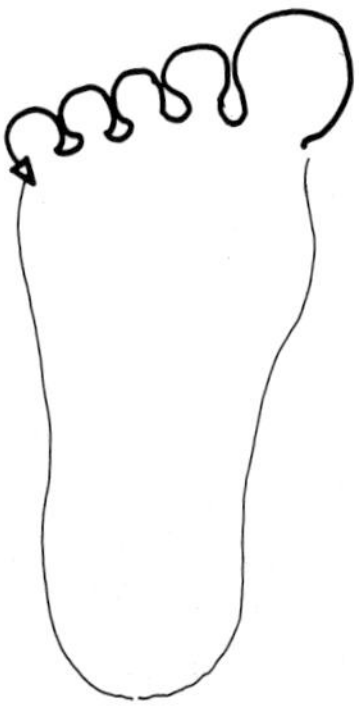

Übung 19:

Zur Fußmassage gehört auch das gefühlsvolle Massieren der Zehen. Versuchen Sie, mit Daumen und Zeigefinger sanft nacheinander die Seiten aller Zehen zu massieren. Beginnen Sie bei der großen und arbeiten Sie sich bis zur kleinen Zehe vor.

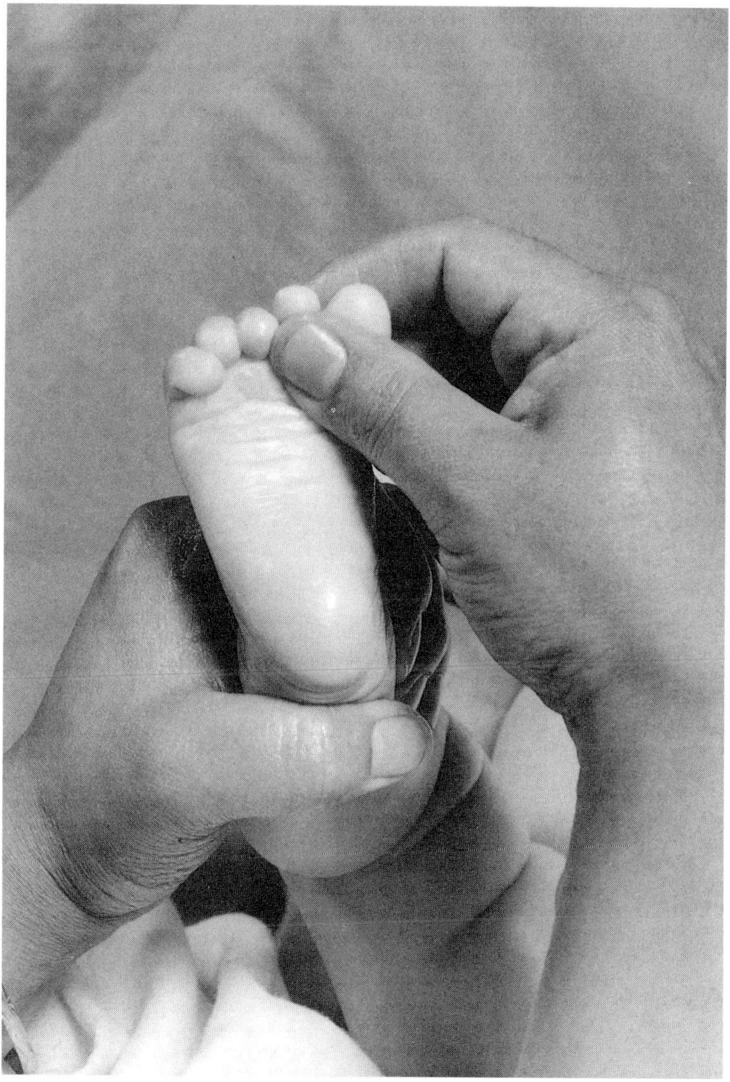

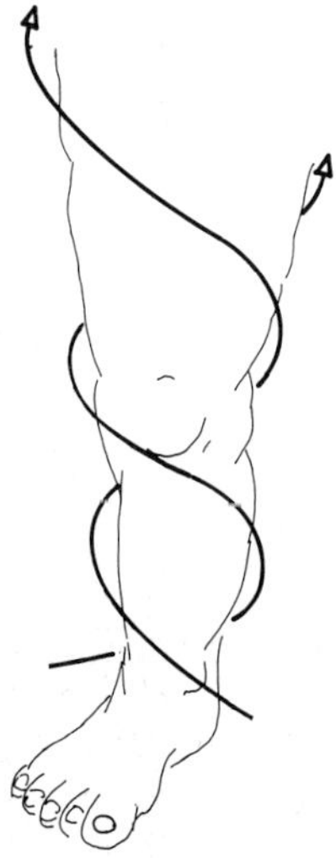

Übung 20:

Nehmen Sie wieder etwas Öl, wenn nötig, und führen Sie dann die Gegenbewegung zu Übung 17 aus.

a) Mit Ihrer linken Hand halten Sie das rechte Fußgelenk des Kindes.
b) Sie verteilen das vorgewärmte Öl mit Ihrer rechten Hand in sanften Streichelbewegungen gleichmäßig über das ganze Bein.
c) Dann massieren Sie mit der rechten Hand das rechte Bein des Kindes vom Fußgelenk bis zur Hüfte in einer Spiralbewegung. Hierbei dürfen Sie ruhig wieder etwas mehr Druck und Kraft anwenden.
d) Sie fassen jetzt mit Ihrer rechten Hand das Fußgelenk.
e) Wiederholen Sie die Massage mit der linken Hand vom Fußgelenk bis zur Hüfte.

Massieren Sie mit jeder Hand sechsmal.

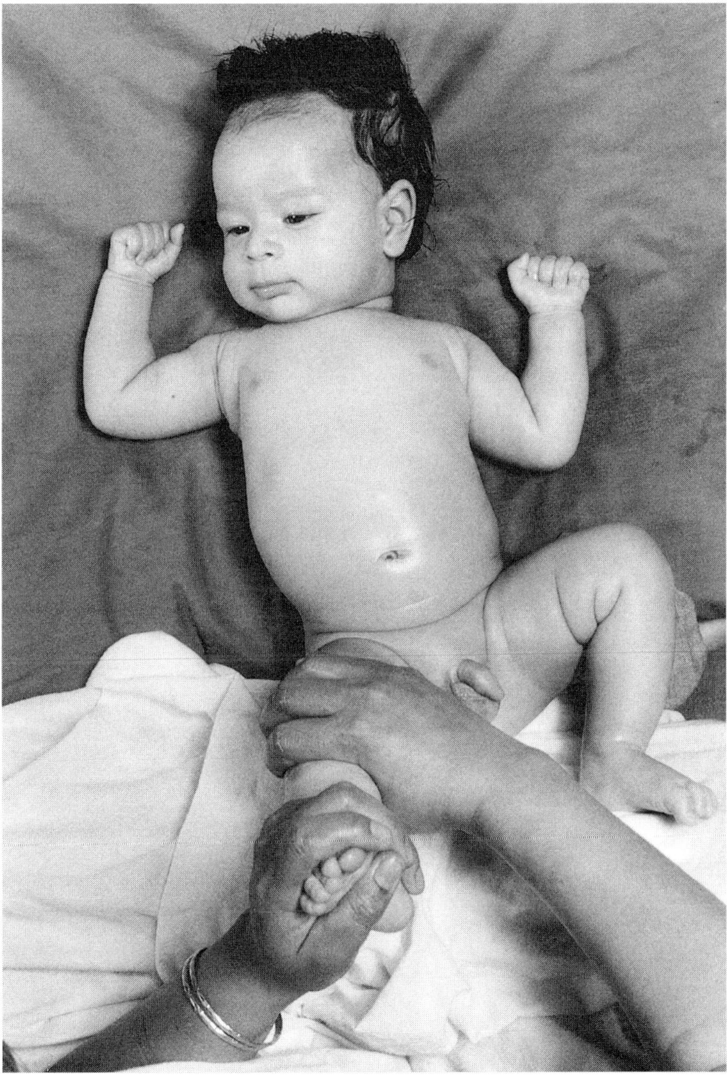

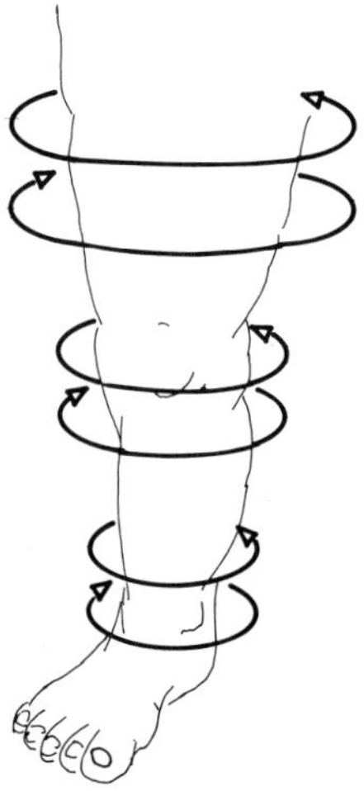

Übung 21:

Nehmen Sie etwas Öl und verteilen Sie es auf beide Hände.

a) Legen Sie Ihre Hände quer zum Bein nebeneinander auf den Oberschenkel Ihres Kindes. Dabei zeigen die Fingerspitzen der linken Hand nach rechts, die der rechten nach links.
b) Massieren Sie jetzt rhythmisch mit beiden Händen das Bein von der Hüfte bis zum Fußgelenk.
c) Dort angekommen streichen Sie mit der gleichen Bewegung wieder quer über das Bein zurück zur Hüfte.

Diese Massage führen Sie sechsmal aus.

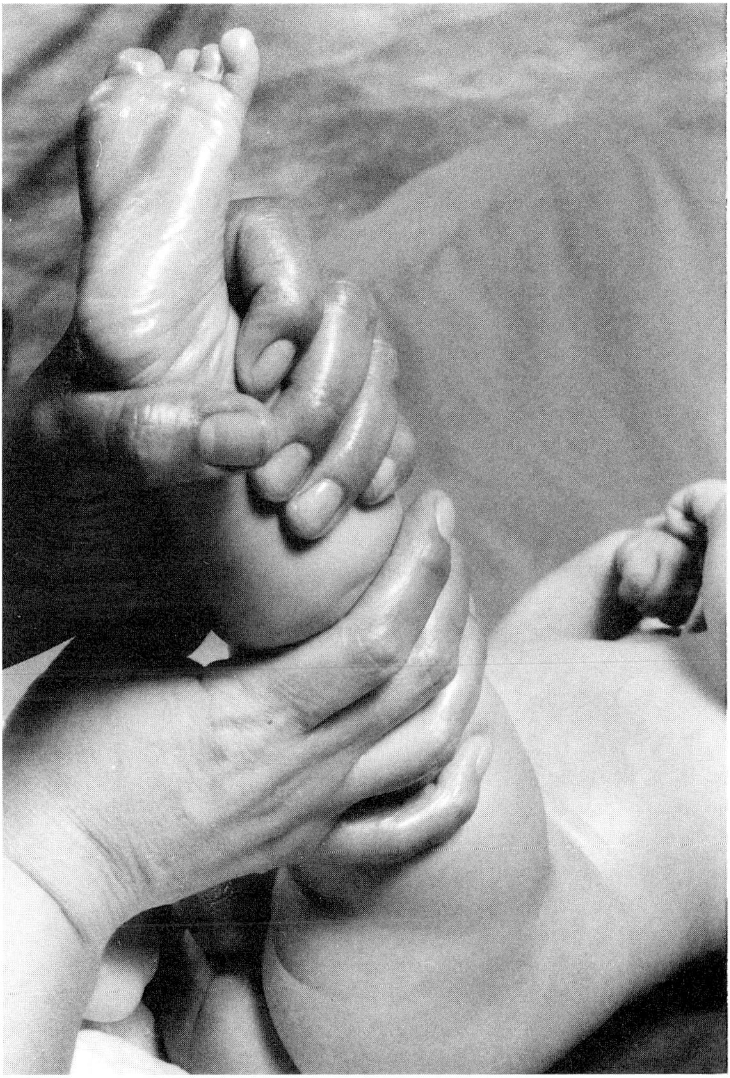

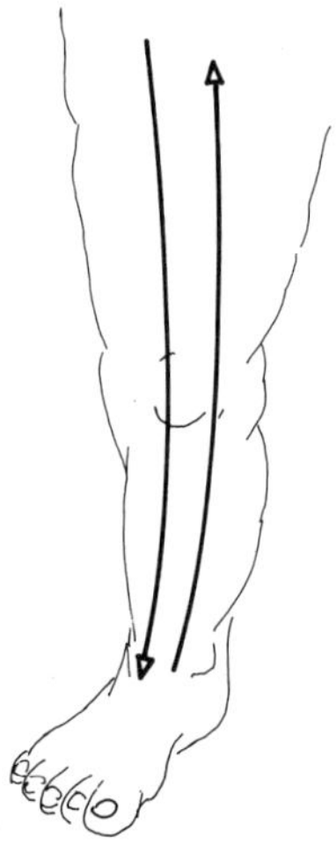

Übung 22:

a) Rücken Sie ein wenig nach hinten, damit die Beine Ihres Kindes auf der Unterlage aufliegen.
b) Umfassen Sie vorsichtig mit Ihrer Linken das rechte Fußgelenk und halten Sie das Bein fest.
c) Nun streichen Sie mit der rechten Hand in Längsrichtung von der Hüfte zum Fußgelenk und anschließend zur Hüfte zurück. Diesen Bewegungsablauf führen Sie sechsmal aus.

Anschließend wiederholen Sie die Übungen 17 bis 22 am linken Bein.

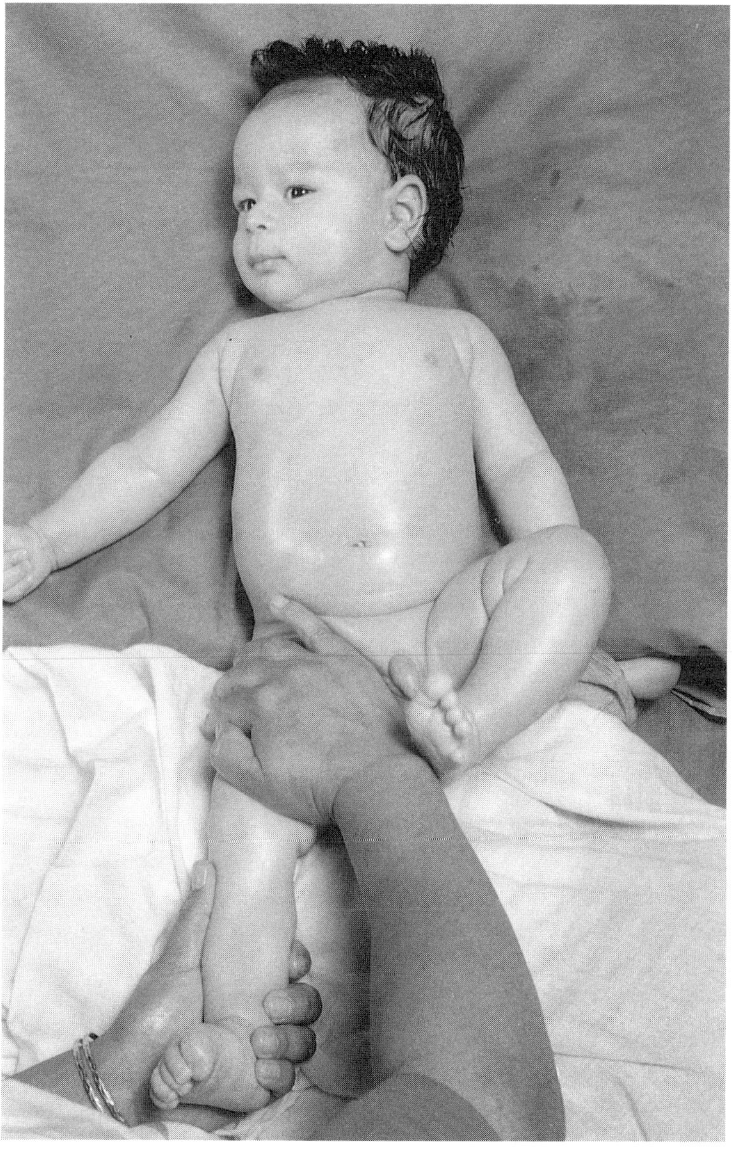

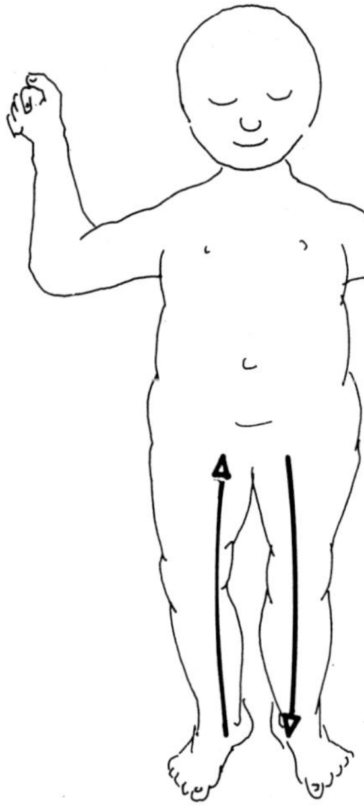

Übung 23:

Die Massage von Armen und Beinen schließen Sie mit folgenden Parallel-Übungen ab.

a) Schieben Sie Ihre linke Hand unter beide Knie und fixieren Sie die Beine so, daß sie nebeneinander liegen.

b) Jetzt legen Sie Ihre rechte Hand auf die Oberschenkel und gleiten zu den Fußgelenken und wieder zurück.

Diese Bewegung führen Sie sechsmal aus.

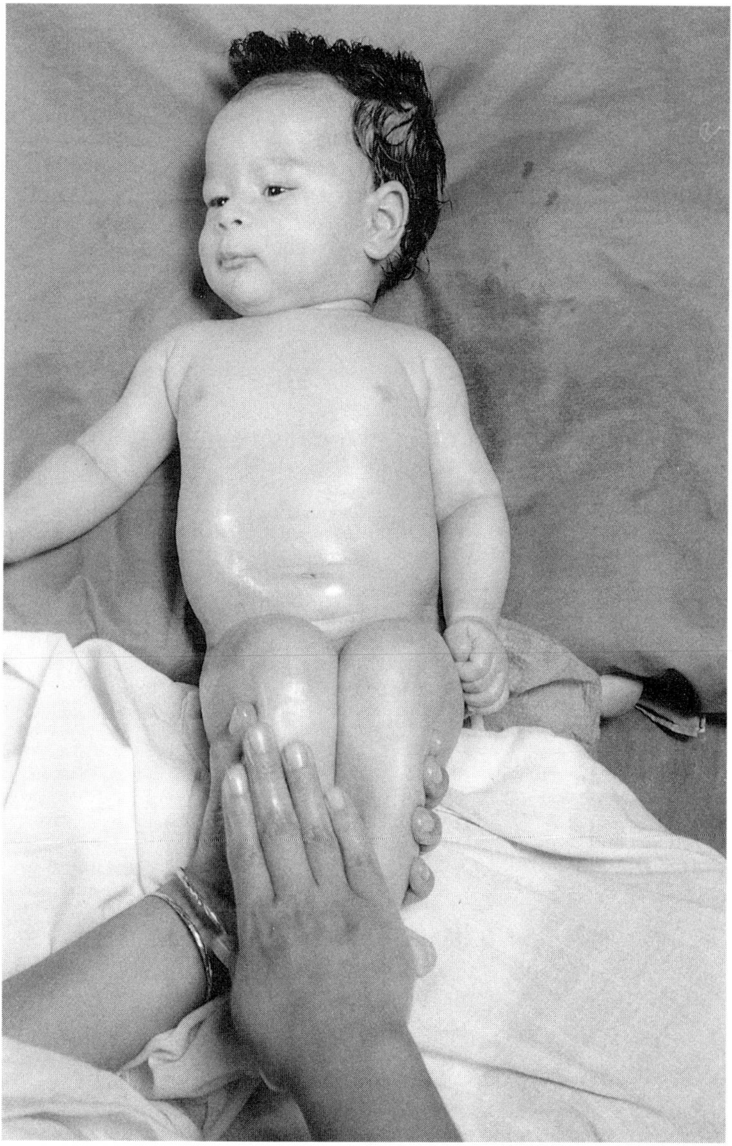

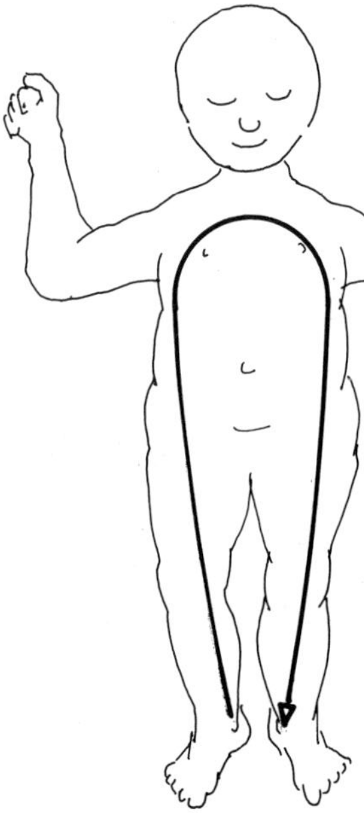

Übung 24:

Jetzt wird die Bewegung von Übung 23 erweitert.

a) Lassen Sie Ihre linke Hand unter den beiden Knien und halten Sie diese weiterhin fest, so daß die Beine gerade nebeneinander liegen.

b) Legen Sie Ihre rechte Hand auf die Fußgelenke und gleiten Sie mit ihr bis zum Brustkorb hinauf, führen dort eine große Bogenbewegung aus und streichen dann wieder zu den Fußgelenken zurück.

Diese Bewegung führen Sie sechsmal aus.

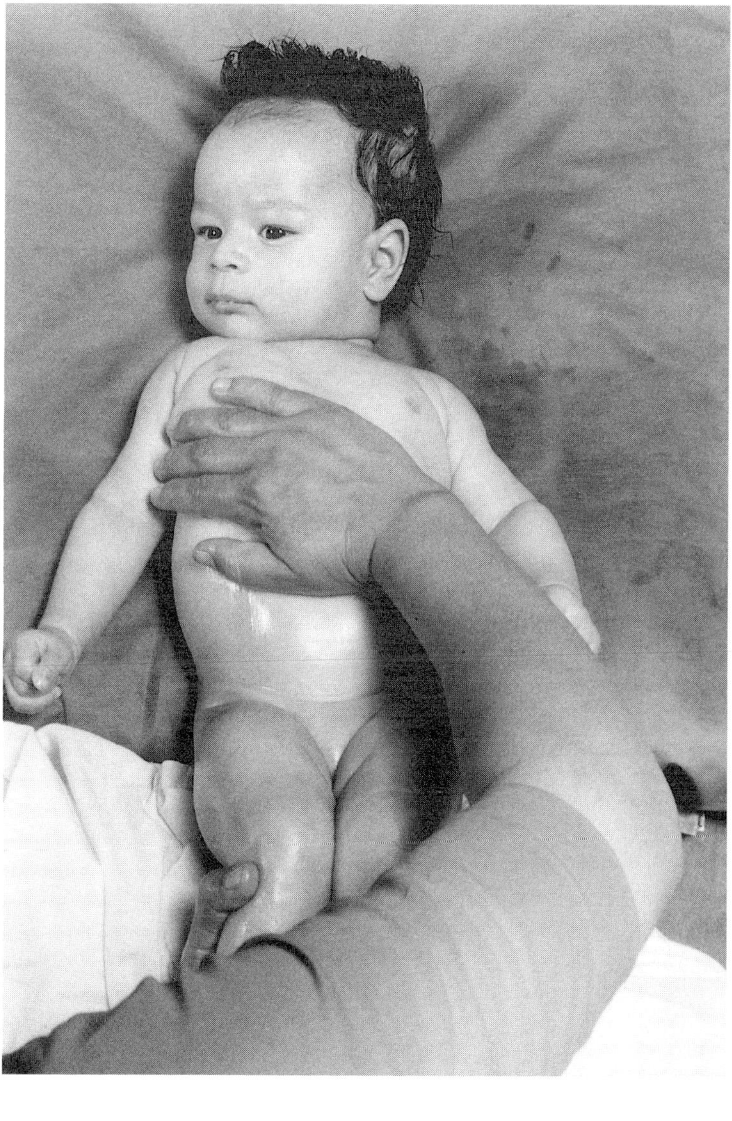

Rücken

LAGERUNG:
Das Baby liegt für die Rückenmassage immer auf dem Bauch. Seine Beine und Füße zeigen in Ihre Richtung. Der Kopf ist zur Seite gedreht. Drehen Sie ihn während der Rückenmassage nach einiger Zeit auf die andere Seite, damit der Rücken gleichmäßig stimuliert wird.

BESONDERE WIRKUNG DIESER MASSAGE:
- Sie stärkt die Rückenmuskulatur. Das wirkt sich positiv auf die Entwicklung der Wirbelsäule und des gesamten Körperbaus aus.
- Weil die Rückenmuskulatur gekräftigt wird, ist das Kind schon früh fähig, seinen Kopf zu heben.
- Eine gesunde Entwicklung der Rückenmuskulatur und der Wirbelsäule ist eine wesentliche Voraussetzung, um spätere Rückenprobleme zu verhindern und einen aufrechten Gang zu fördern. Die Menschen in Südostasien untermauern mit ihrer guten Haltung den positiven Effekt dieser Massage.

WICHTIG:
Dem hier fotografierten Kushal war es angenehmer, bei der Rückenmassage den Kopf gerade zu halten. Wenn Ihr Baby seinen Kopf auch nicht zur Seite drehen mag, ist das auch in Ordnung.

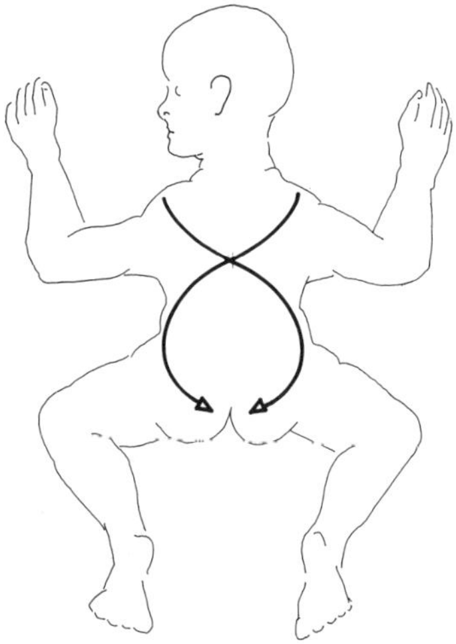

Übung 25:

Nehmen Sie sich etwas Öl, und massieren Sie dann mit großzügigen Bogenbewegungen den Rücken von den Schultern bis zum Gesäß.

a) Legen Sie Ihre linke Hand auf die rechte Schulter Ihres Kindes; Ihre rechte Hand ruht auf der rechten Pohälfte.

b) Gleiten Sie dann mit dieser Hand bogenförmig zur Wirbelsäule, ungefähr auf der Höhe des Herzens, und dann weiter bis zur linken Körperseite.

c) Von dieser Körperseite aus gleiten Sie anschließend bogenförmig weiter, bis Sie auf der linken Pohälfte ankommen.

d) Dort lassen Sie Ihre Hand ruhen, damit der Hautkontakt gehalten wird.

e) Ihre rechte Hand führt jetzt die entsprechende Gegenbewegung aus. Dafür gehen Sie mit derselben Bewegung von der linken Schulter aus, bis Sie auf der rechten Pohälfte ankommen.

Abwechselnd wiederholen Sie diese Bewegungen so lange, ungefähr mit jeder Hand sechsmal, bis das Öl nicht mehr auf der Haut sichtbar ist.

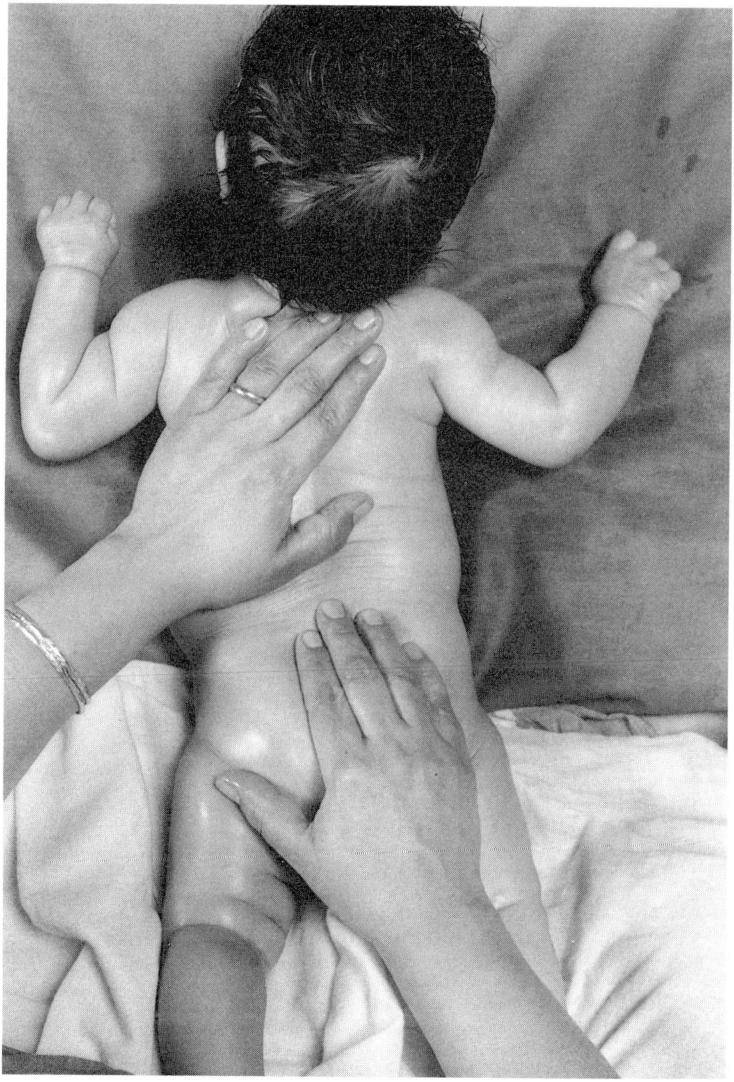

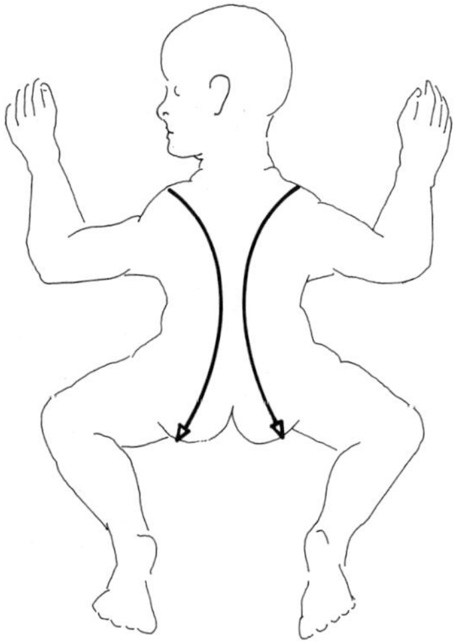

Übung 26:

a) Legen Sie beide Hände links und rechts auf die Schultern des Babys.
b) Von dort aus gleiten Sie kräftig und mit etwas Druck in einem großzügigen Bogen mit beiden Händen Richtung Wirbelsäule.
c) Danach streichen Sie an der Wirbelsäule entlang bis über die Pobacken.

Diese Bewegung führen Sie langsam und ruhig sechsmal aus.

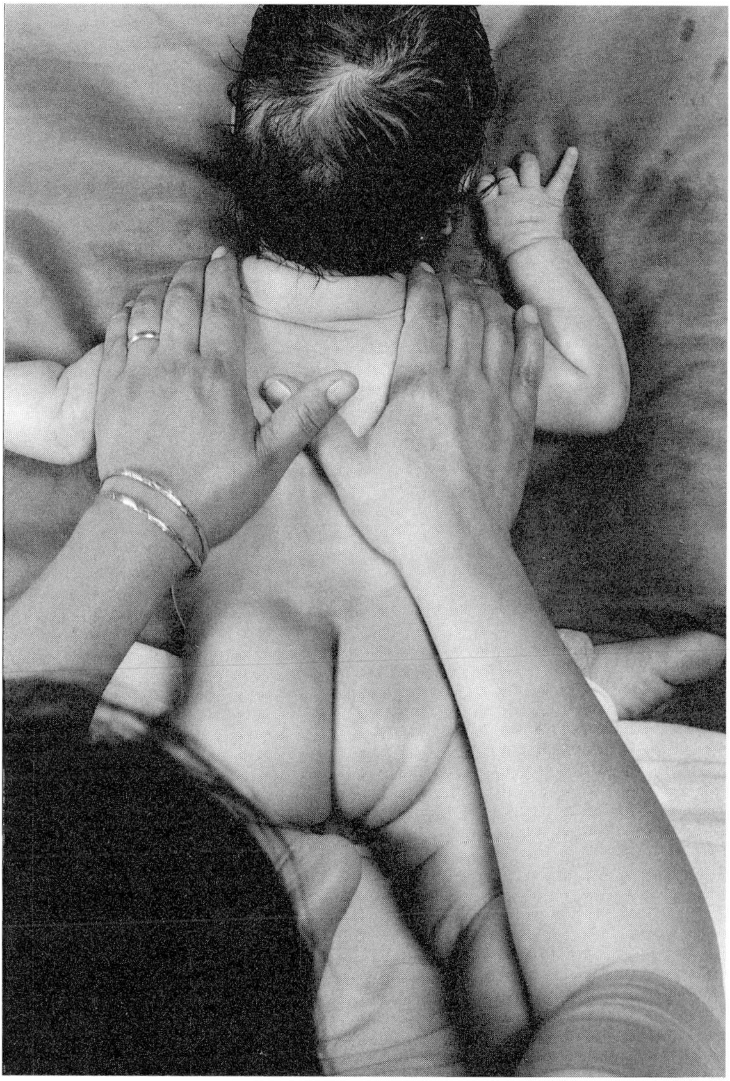

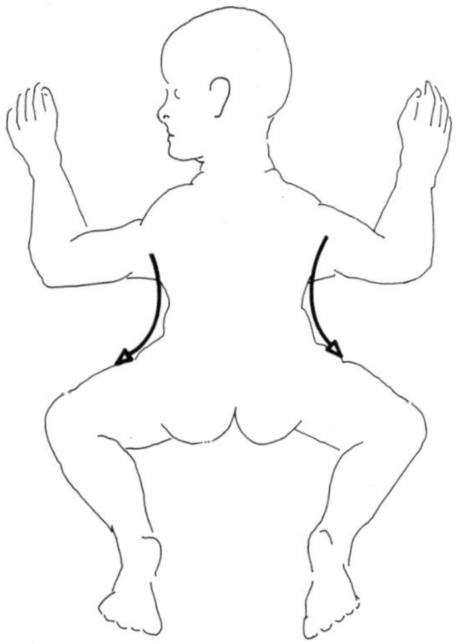

Übung 27:

Nehmen Sie wieder etwas Öl aus dem Schälchen und massieren Sie damit die Körperseiten von den Achselhöhlen bis zu den Hüftgelenken.

a) Ihre rechte Hand liegt auf der rechten Achselhöhle, Ihre linke Hand auf der linken.
b) Nun streichen Sie mit beiden Händen gleichzeitig von den Achseln bis zu den Hüftgelenken.
c) Führen Sie diese Bewegung so lange aus, bis das Öl von der Haut aufgenommen ist. Dabei beginnen Sie immer bei den Achselhöhlen.

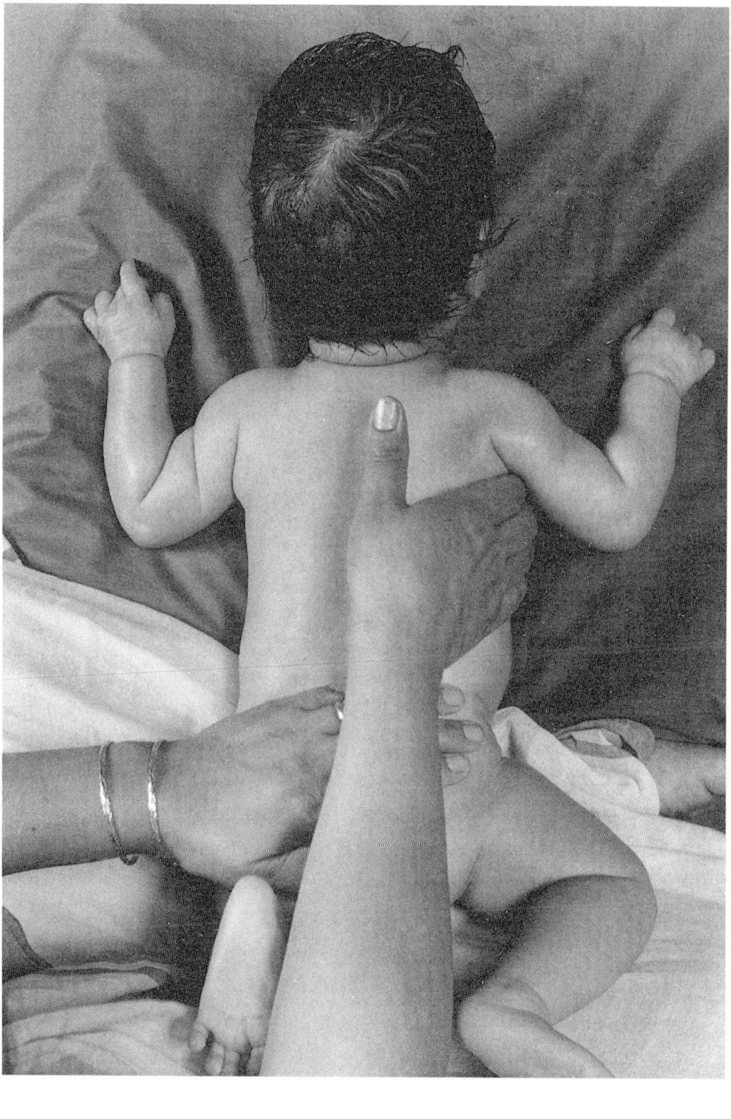

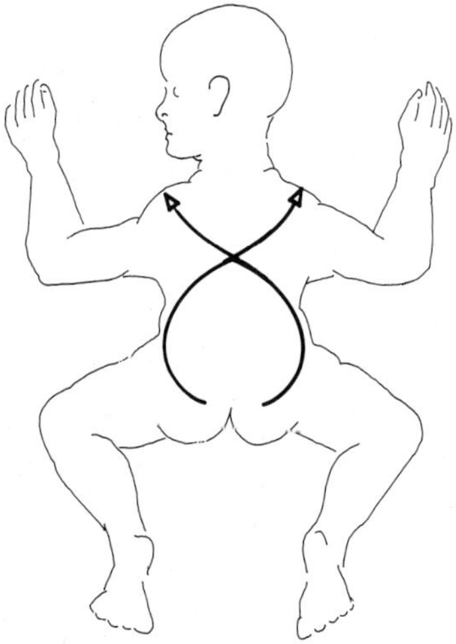

Übung 28:

Jetzt folgt die Gegenbewegung zu Übung 25.

a) Legen Sie Ihre linke Hand auf die rechte Pohälfte; Ihre rechte Hand ruht auf der rechten Schulter.
b) Gleiten Sie dann mit der linken Hand bogenförmig zur rechten Körperseite und dann weiter zur Wirbelsäule, ungefähr auf die Höhe des Herzens.
c) Von dieser Stelle aus führen Sie Ihre Hand bogenförmig weiter, bis Sie auf der linken Schulter ankommen.
d) Dort lassen Sie Ihre Hand ruhen, damit der Hautkontakt gehalten wird.
e) Ihre rechte Hand führt jetzt die entsprechende Gegenbewegung aus. Dafür gehen Sie mit derselben Bewegung von der linken Pohälfte aus, bis Sie auf der rechten Schulter ankommen.

Streichen Sie jeweils abwechselnd mit Ihrer linken und rechten Hand entspannt, rhythmisch und geschmeidig. Zu beachten ist, daß Sie am Anfang zarter massieren und dann langsam die Intensität steigern. Mit jeder Hand führen Sie die Massage sechsmal aus.

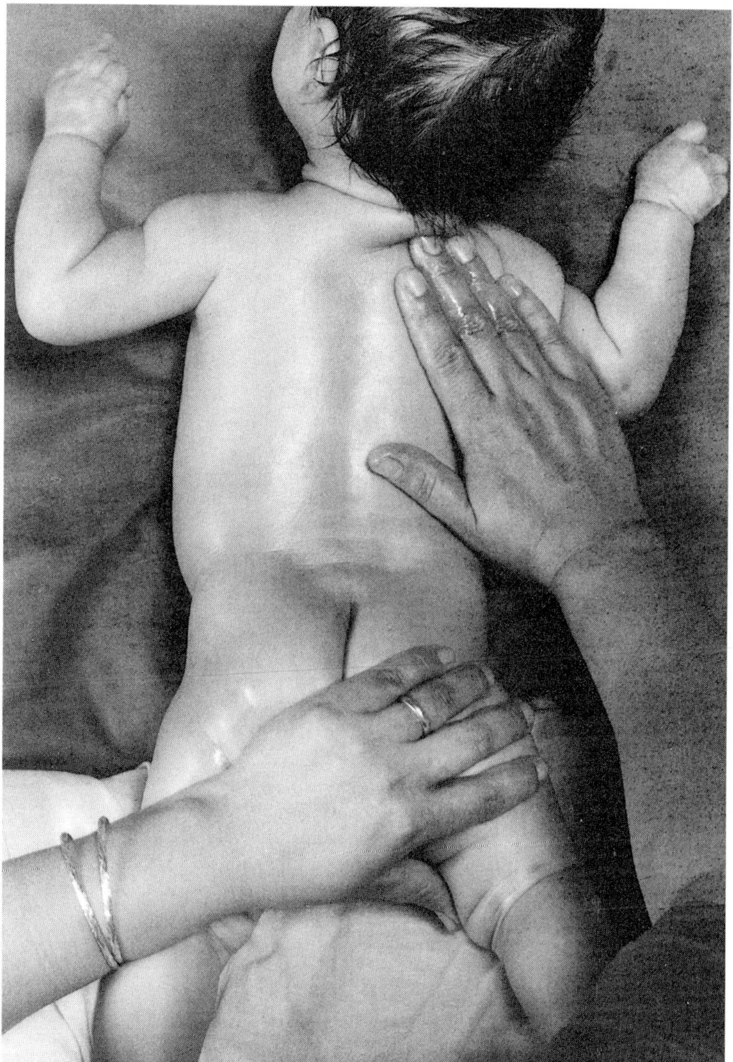

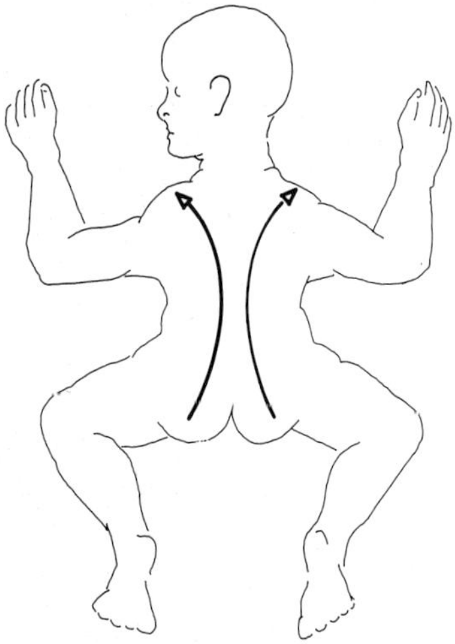

Übung 29:

Jetzt folgt die Gegenbewegung zu Übung 26.

a) Legen Sie beide Hände links und rechts auf die beiden Pohälften. Dabei zeigen Ihre Finger Richtung Kopf und die Daumen liegen neben der Wirbelsäule auf.
b) Von hier aus gleiten Sie kräftig und mit etwas Druck mit beiden Händen entlang der Wirbelsäule in Richtung Kopf.
c) Wenn Sie neben der Wirbelsäule, ungefähr auf der Höhe des Herzens, angekommen sind, beschreiben Sie mit Ihren Händen einen kleinen Bogen bis hin zu den Schultern.

Diese Bewegung führen Sie vier- bis sechsmal aus. Sie darf relativ kräftig und druckvoll sein.

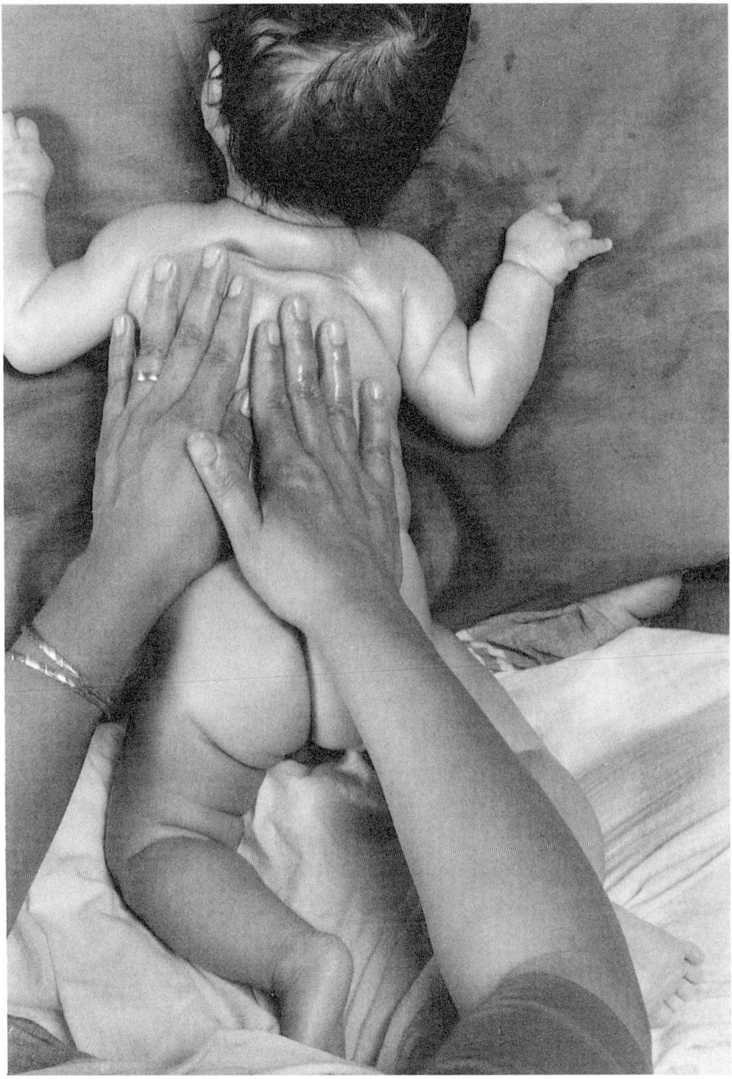

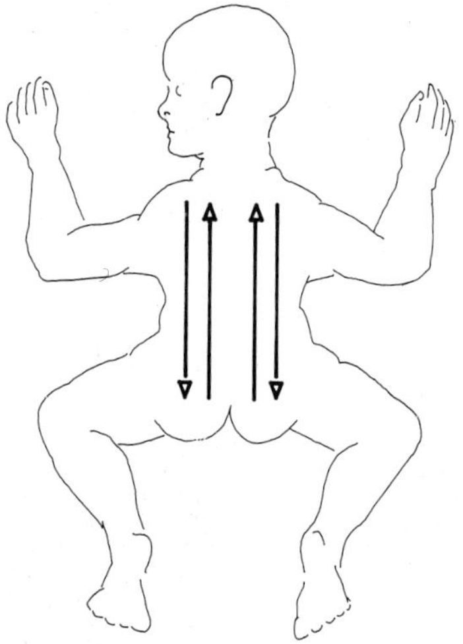

Übung 30:

Nun bearbeiten Sie die Rückenmuskulatur in der Längsrichtung.

a) Legen Sie die linke Hand auf die linke Gesäßhälfte, die rechte auf die rechte Schulter des Babys.

b) Anschließend gleitet gleichzeitig die eine Hand vom Gesäß zur Schulter und die andere von der Schulter zum Gesäß.

c) Mit jeder Hand streichen Sie viermal hinauf und viermal hinunter.

Diese kraftvolle Bewegung fördert die Durchblutung sowie die gesunde Entwicklung von Haut und Muskulatur und entspannt besonders wirkungsvoll. Manchmal ist die Entspannung so tief, daß das Baby davon einschläft.

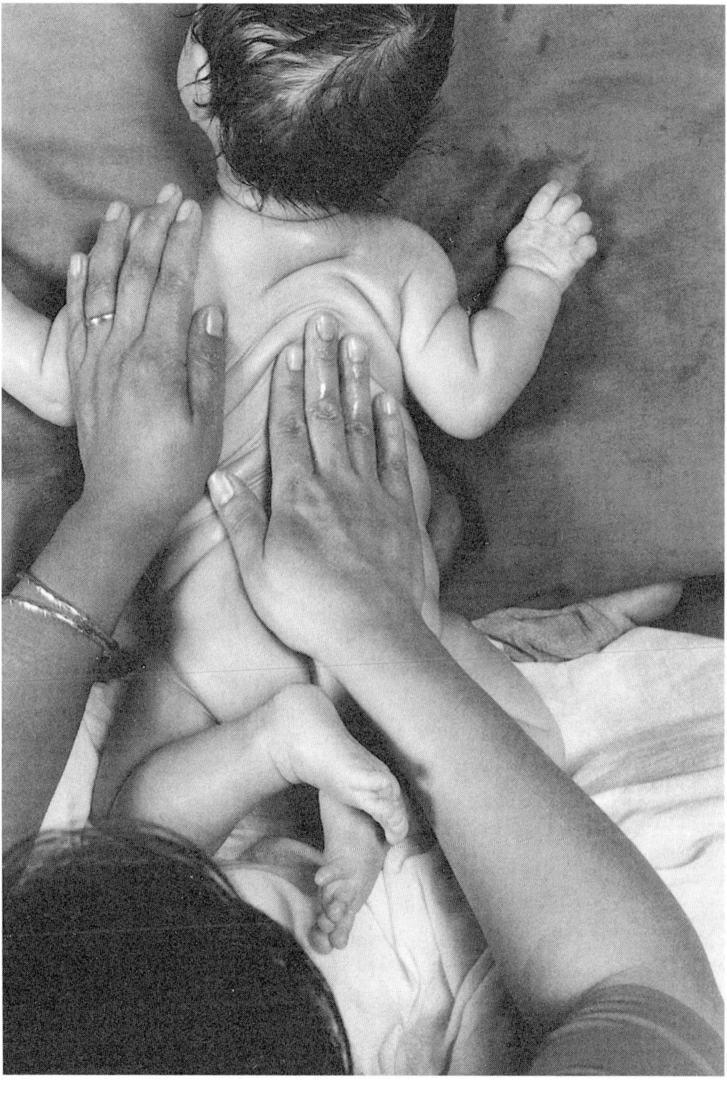

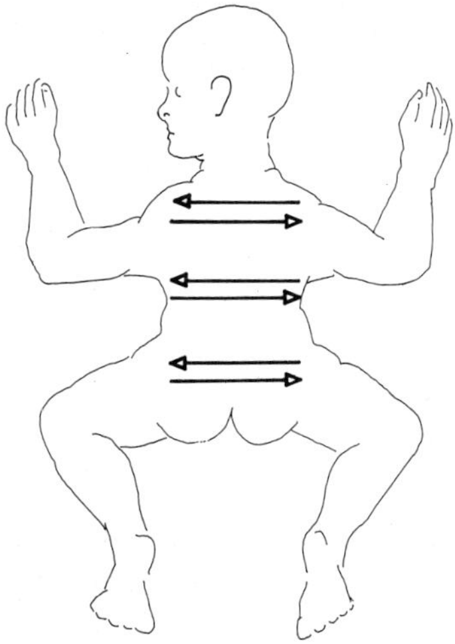

Übung 31:

Als Abschluß massieren Sie nun den Rücken in Querrichtung von den Schultern bis zum Gesäß.

a) Legen Sie Ihre Hände quer auf den Rücken des Babys. Die Finger Ihrer rechten Hand zeigen zur linken Körperseite, die Finger der linken Hand zur rechten Körperseite. Die Daumen sind parallel zu den übrigen Fingern ausgerichtet. Achten Sie darauf, daß Ihre rechte Hand in Schulterhöhe unmittelbar auf dem Halsansatz liegt und die linke darunter.

b) In entgegengesetzter Richtung gleiten Sie jetzt gleichzeitig mit beiden Händen zu den Körperseiten des Babys.

c) Dann ziehen Sie Ihre Hände wieder zum Ausgangspunkt zurück.

d) Anschließend schieben Sie Ihre Hände sanft und ohne Druck auf die Wirbelsäule etwas weiter nach unten in Richtung Gesäß.

e) Wiederholen Sie die Bewegung zu den Körperseiten und zurück.

f) Fahren Sie fort, bis Sie auf der Rundung des Gesäßes angelangt sind. Von hier aus massieren Sie mit den gleichen Bewegungen bis zu den Schultern zurück.

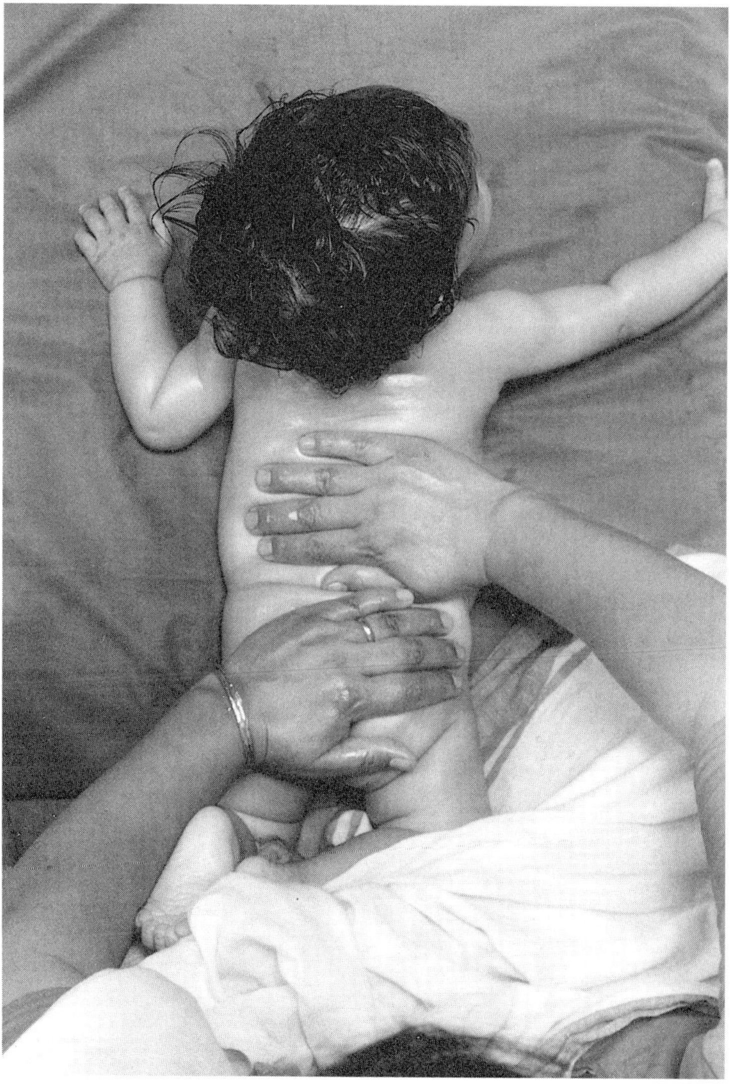

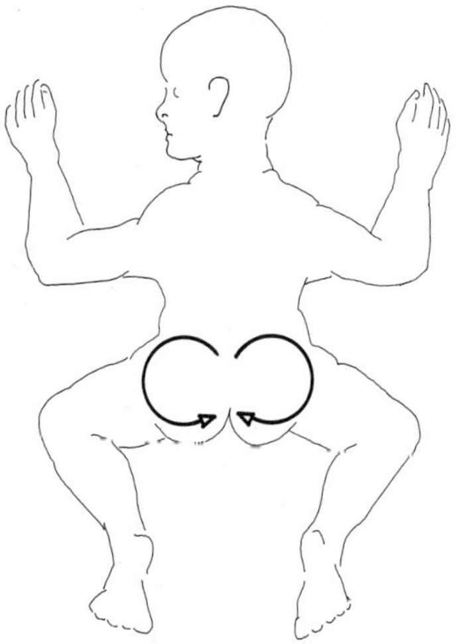

Übung 32:

Vervollständigt wird die Rückenmassage durch Streichbewegungen auf dem Gesäß.

a) Dazu legen Sie die rechte Hand auf die linke Pohälfte und die linke Hand auf die rechte Pohälfte und zwar auf der Höhe des Kreuzbeins.

b) Dann gleiten Sie mit der rechten Hand in Richtung Hüfte und weiter in einem großzügigen Bogen zum linken Rand der Pohälfte bei den Oberschenkeln.

c) Machen Sie mit der linken Hand die Gegenbewegung auf der rechten Pohälfte.

c) Führen Sie die geschmeidigen, aber kräftigen Bewegungen abwechselnd mit der linken Hand und rechten Hand viermal aus.

Wichtig ist dabei, daß das Öl bis zum After einmassiert wird. Das hilft, Entzündungen, Rötungen und Reizungen an den Gesäßmuskeln und um den After herum zu vermeiden. In Nepal sollen dadurch die Gesäßmuskeln speziell gekräftigt werden, damit das Kind später locker und gerade im Lotussitz verweilen kann.

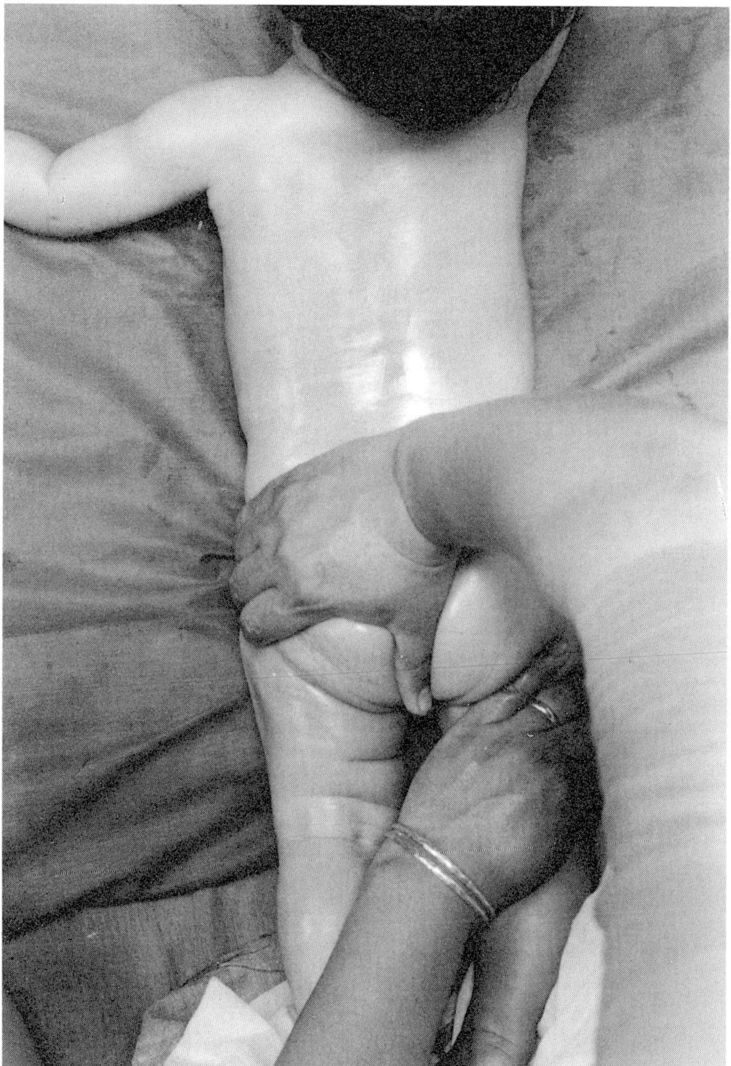

Arme und Hände in Bauchlage

LAGERUNG:
Das Baby bleibt weiterhin auf dem Bauch liegen. Seine Beine und Füße zeigen in Ihre Richtung. Der Kopf ist zur Seite gedreht. Wenn das Baby nach links schaut, massieren Sie zuerst seinen linken Arm.

BESONDERE WIRKUNG DIESER MASSAGE:
Diese Streichbewegungen fördern die gesunde Entwicklung von Schultern, Armen und Brustkorb und wirken sich wohltuend auf die entsprechenden Gelenke aus.

WICHTIG:
Um die größtmögliche Entspannung zu erzielen, massieren Sie immer den Arm auf der Seite der Blickrichtung.

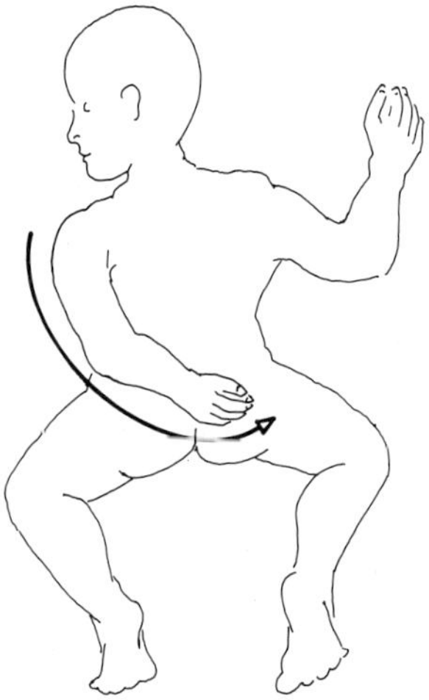

Übung 33:

a) Sehr behutsam führen Sie den linken Arm des Babys diagonal hinter seinen Rücken. In der Endposition sollte seine Handinnenfläche ungefähr auf dem Kreuzbein liegen.
b) Anschließend fixieren Sie mit einer Hand das Handgelenk des Kindes.
c) Mit der freien Hand beginnen Sie, ohne übermäßigen Druck den Arm in Längsrichtung von der Schulter Richtung Handinnenfläche und noch weiter bis zu den Fingerspitzen zu massieren. Durch Ihre Massagebewegung öffnet sich die Hand des Babys.
d) Nach jedem geschmeidigen Gleiten wechseln Sie Ihre Hände, d. h., die andere hält das Handgelenk, und die freie massiert.

Führen Sie diese Gleitbewegung vier- bis sechsmal aus.

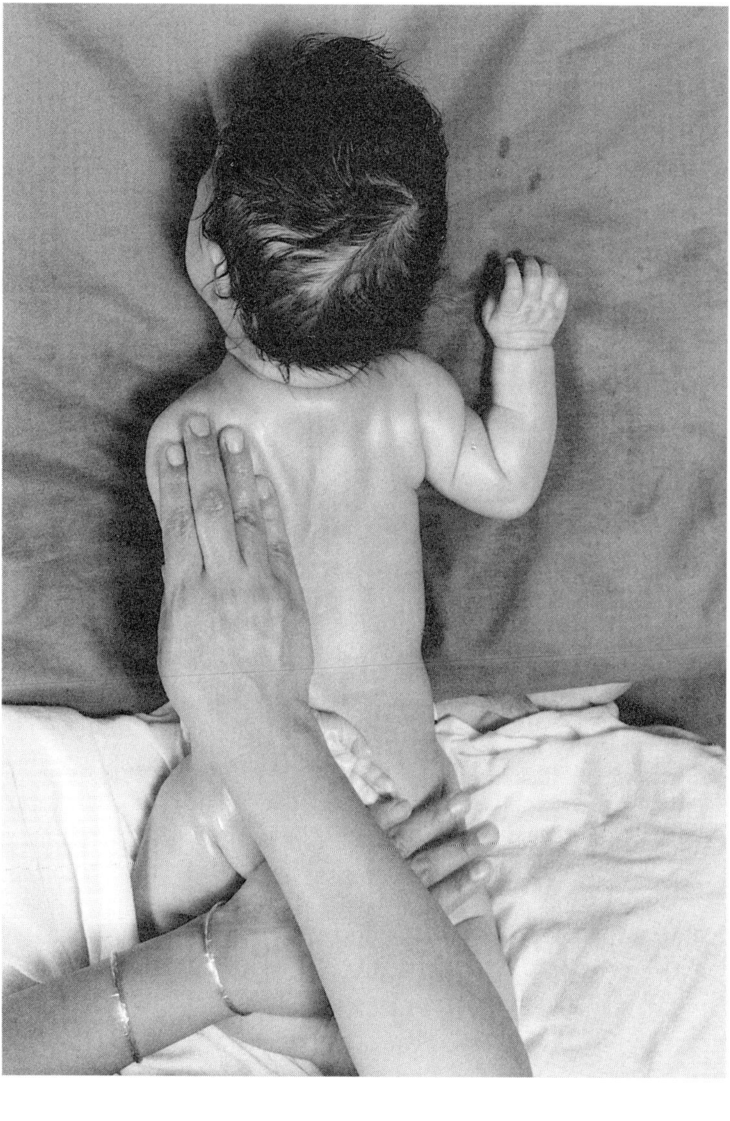

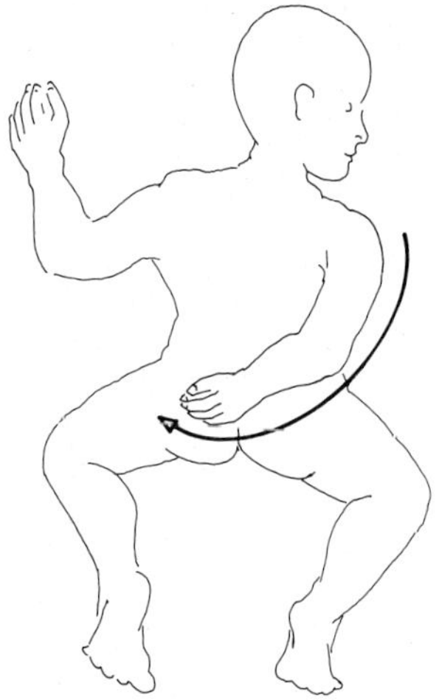

Übung 34:

Nun folgt die gleiche Massage am rechten Arm.

a) Vorsichtig drehen Sie den Kopf des Kindes mit Ihren Händen auf die andere Seite.
b) Sehr behutsam führen Sie dann den rechten Arm des Babys diagonal hinter seinen Rücken. In der Endposition sollte seine Handinnenfläche ungefähr auf dem Kreuzbein liegen.
b) Anschließend fixieren Sie mit einer Hand das Handgelenk des Kindes.
c) Mit der freien Hand beginnen Sie, ohne übermäßigen Druck den Arm in der Längsrichtung zu massieren, von der Schulter Richtung Handinnenfläche und noch weiter bis zu den Fingerspitzen. Durch Ihre Massagebewegung öffnet sich die Hand des Babys.
d) Nach jedem geschmeidigen Gleiten wechseln Sie wieder Ihre Hände, d. h., die andere hält das Handgelenk und die freie massiert.
e) Führen Sie diese Gleitbewegung vier- bis sechsmal aus.

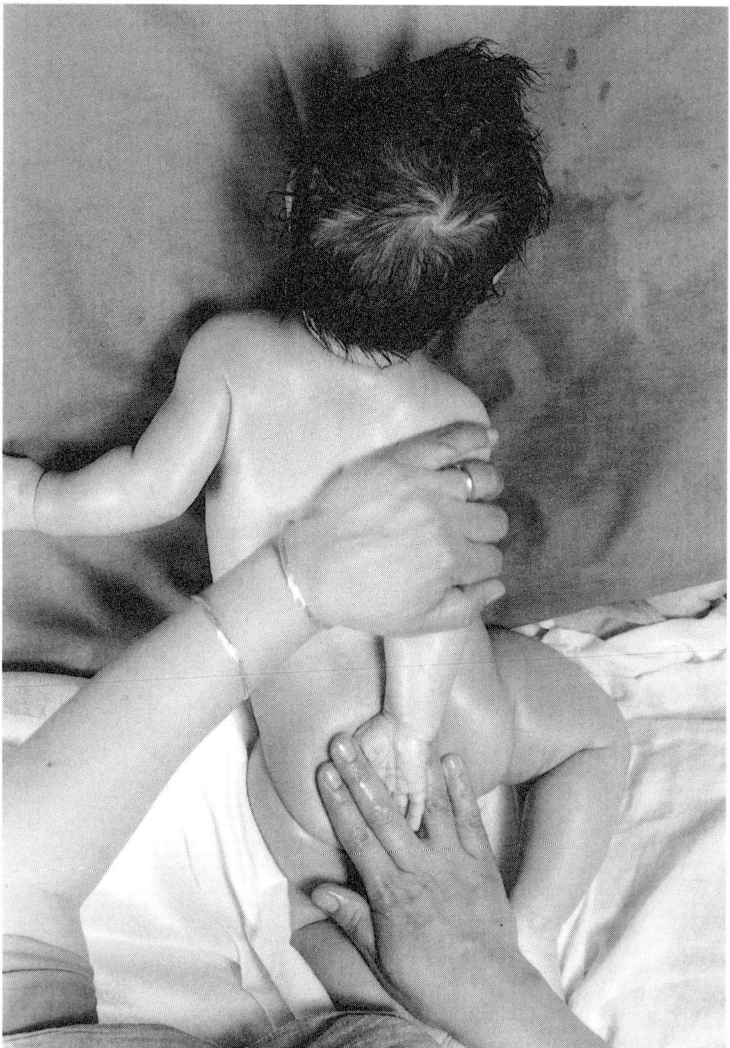

Beine und Füße in Bauchlage

LAGERUNG:
Das Baby liegt weiterhin auf dem Bauch. Behutsam drehen Sie den Kopf des Kindes von Zeit zu Zeit auf die andere Seite.

BESONDERE WIRKUNG DIESER MASSAGE:
Diese Fußmassagen, vor allem die Längsbewegung, fördern den gesunden Wuchs des Fußes.

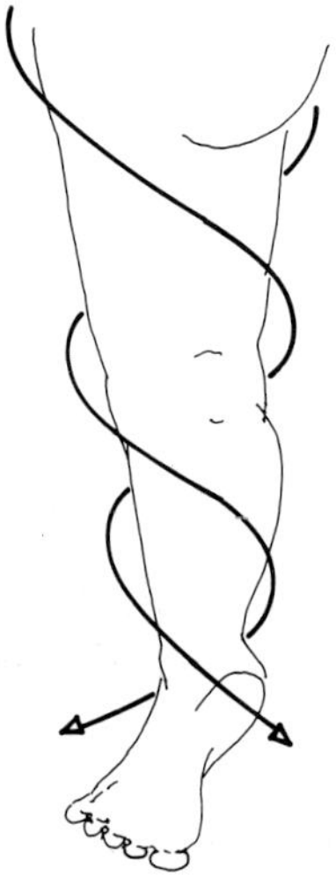

Übung 35:

a) Mit der linken Hand halten Sie nun das linke Bein des Kindes am Fußgelenk vorsichtig fest.
b) Dann massieren Sie mit der freien Hand das Bein kräftig, aber trotzdem mit viel Gefühl in einer Spiralbewegung von der Hüfte bis zum Fußgelenk.
c) Fassen Sie dann mit Ihrer rechten Hand das linke Bein des Kindes am Fußgelenk.
d) Nun wiederholen Sie die Massage mit der linken Hand ebenfalls von der Hüfte bis zum Fußgelenk.

Abwechselnd führen Sie diese Spiralbewegung mit jeder Hand vier- bis sechsmal aus.

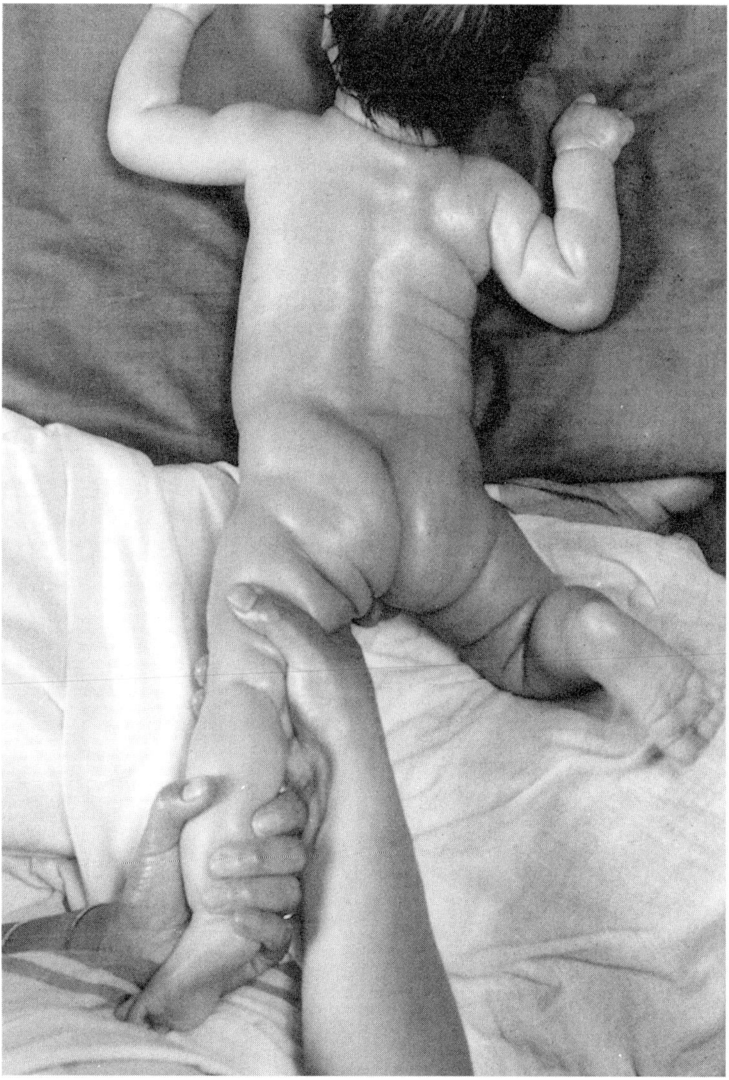

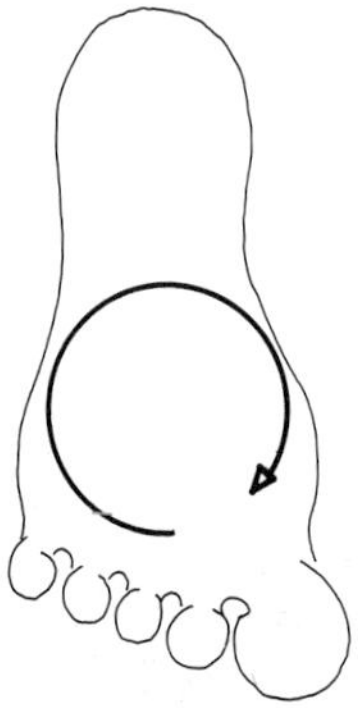

Übung 36:

Die folgenden Fußmassagen erfordern große Konzentration. Sie müssen sehr gefühlvoll und achtsam ausgeführt werden, weil die Fußsohle eine der empfindsamsten Körperstellen ist.

a) Langsam beugen Sie den linken Unterschenkel des Babys mit Ihrer linken Hand so nach oben, daß im Kniegelenk ein rechter Winkel entsteht und die Fußsohle nach oben zeigt. Halten Sie den Fuß fest.

b) Mit dem Daumen der rechten Hand massieren Sie den Fuß von der Ferse her kreisend ganz zart.

Wiederholen Sie diese Massage sechsmal.

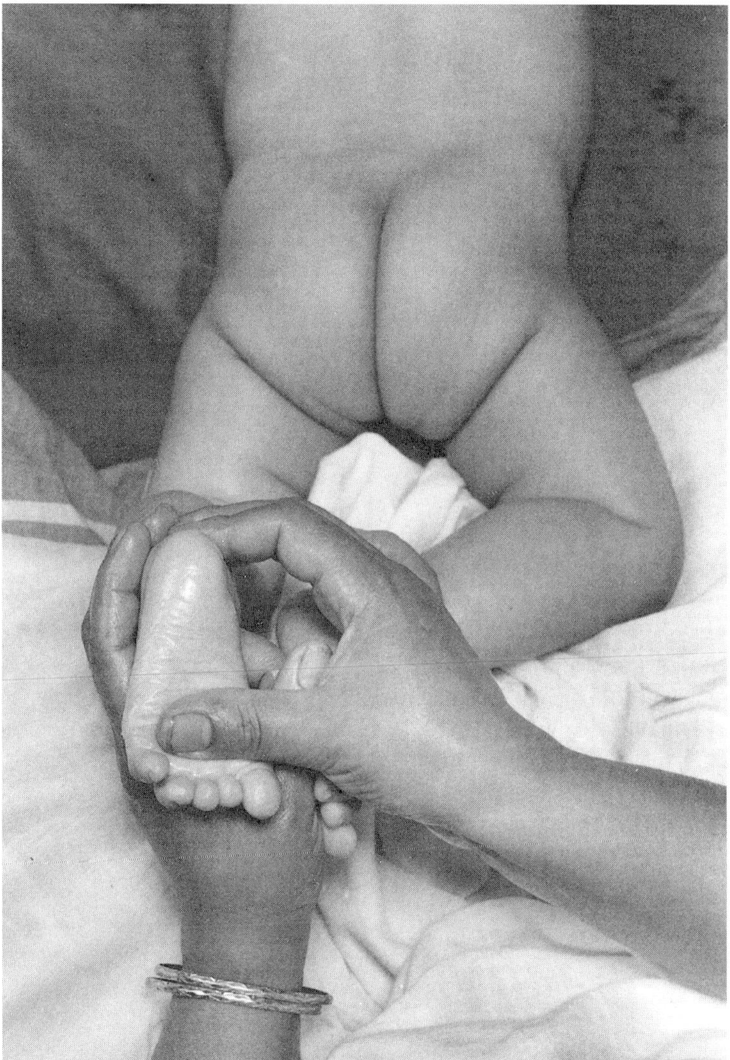

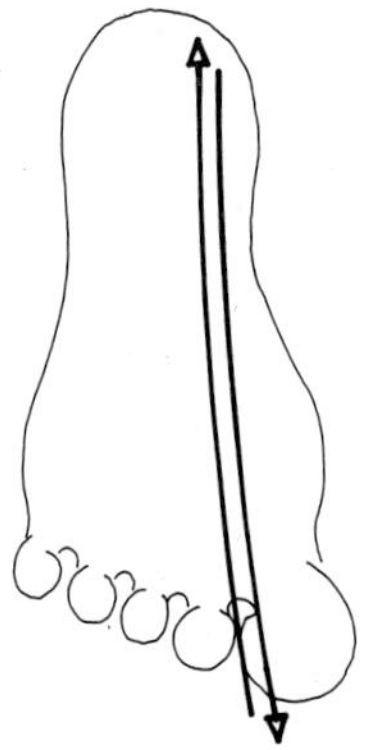

Übung 37:

a) Halten Sie das Bein weiterhin in derselben Position.
b) Nun streichen Sie mit den Fingern Ihrer rechten Hand über den ganzen Fuß von der Ferse zu den Zehenspitzen und zurück. Dabei gleiten Sie auch sachte zwischen die Zehen.

Wiederholen Sie diese Massage sechsmal.

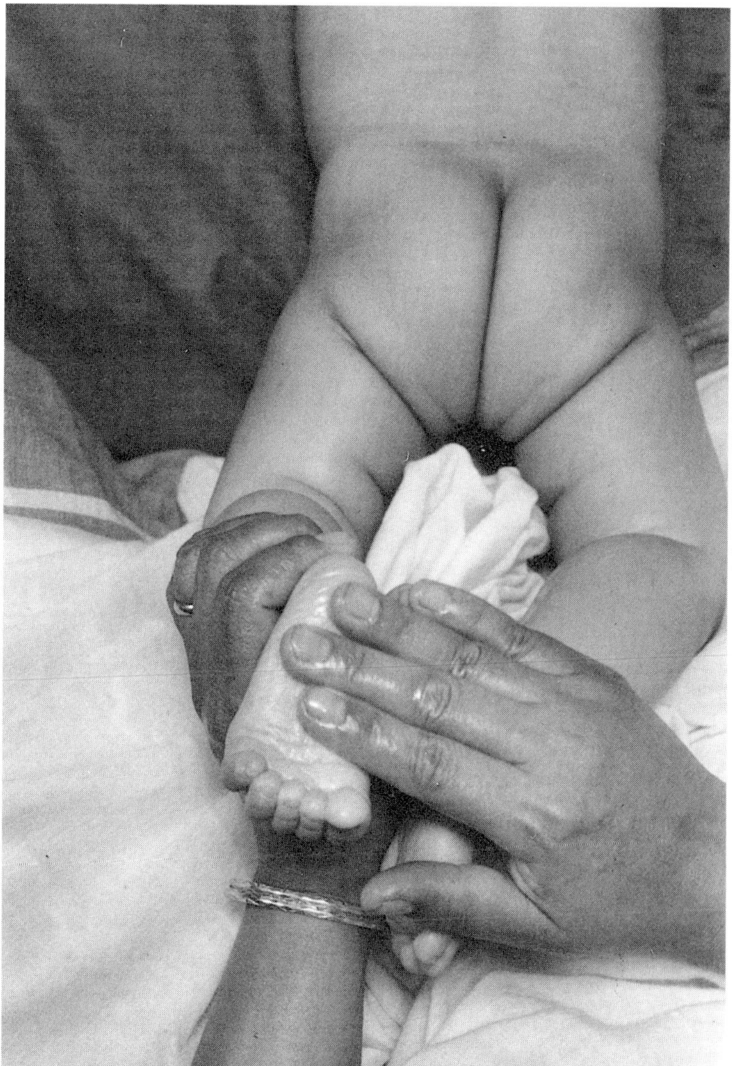

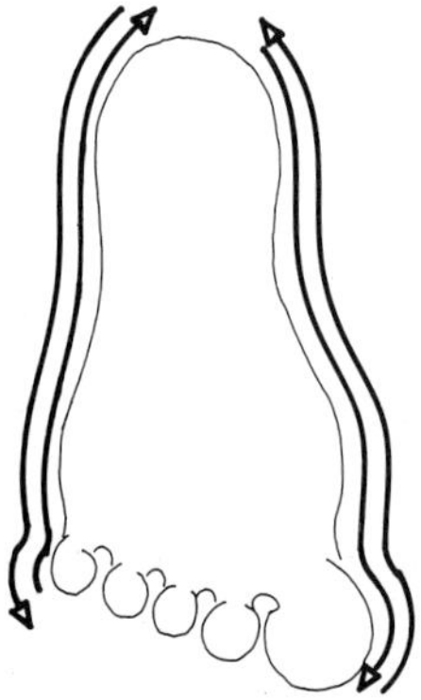

Übung 38:

a) Halten Sie sein Bein weiterhin mit der linken Hand fest.
b) Nun massieren Sie den Fußballen in der Längsrichtung, und zwar an den Seiten des Fußes von der Ferse zu den Zehen und zurück.

Diese Bewegung führen Sie sechsmal aus.

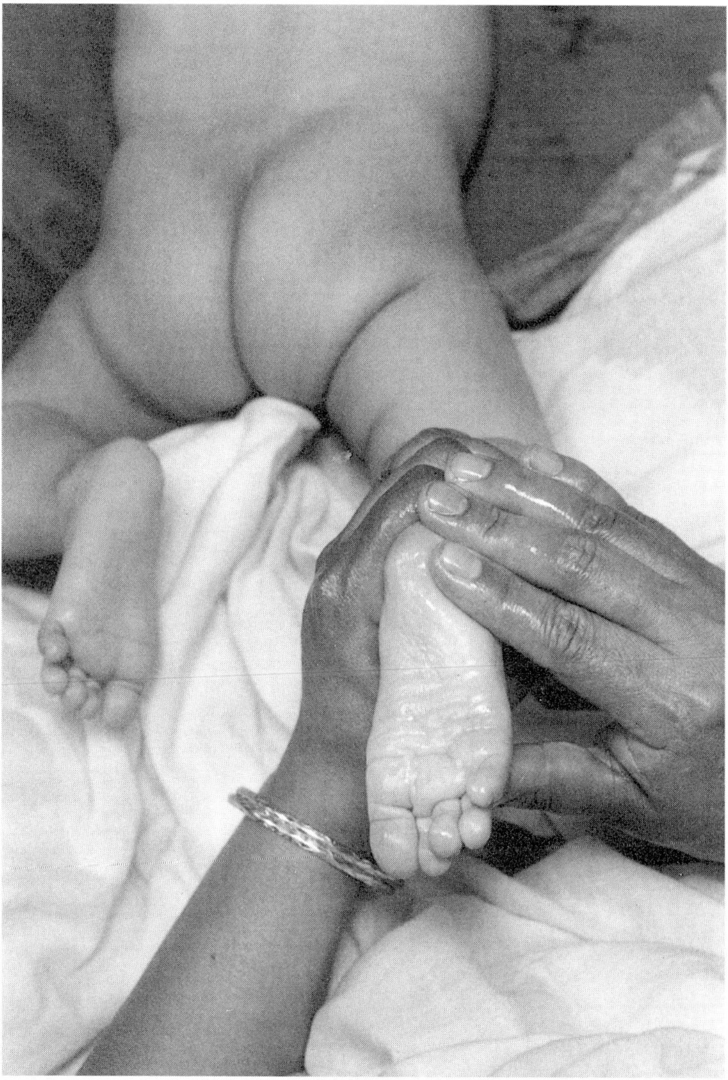

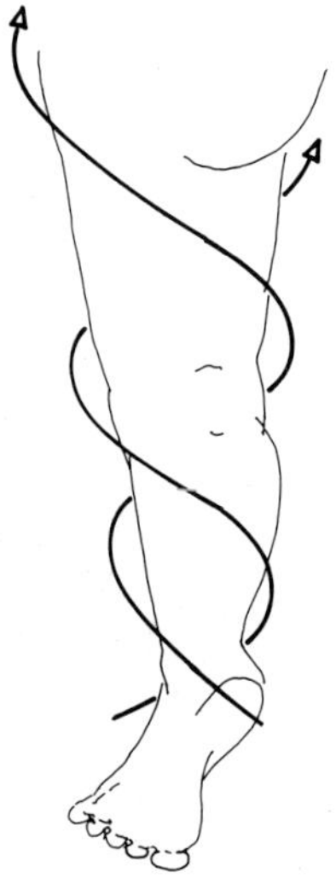

Übung 39:

Die Massage des linken Beines schließen Sie ab mit der Gegenbewegung zu Übung 35.

a) Halten Sie nun das linke Bein des Kindes weiterhin mit der linken Hand am Fußgelenk vorsichtig fest.
b) Dann massieren Sie mit der freien rechten Hand kräftig und trotzdem mit viel Gefühl in einer Spiralbewegung vom Fußgelenk bis zur Hüfte.
c) Fassen Sie jetzt mit Ihrer rechten Hand das Bein des Kindes.
d) Wiederholen Sie die Massage vom Fußgelenk bis zur Hüfte mit der linken Hand.
e) Führen Sie diese Spiralbewegung abwechselnd mit der rechten und linken Hand vier- bis sechsmal aus.

Wiederholen Sie die Übungen 35 bis 39 am rechten Bein und Fuß.

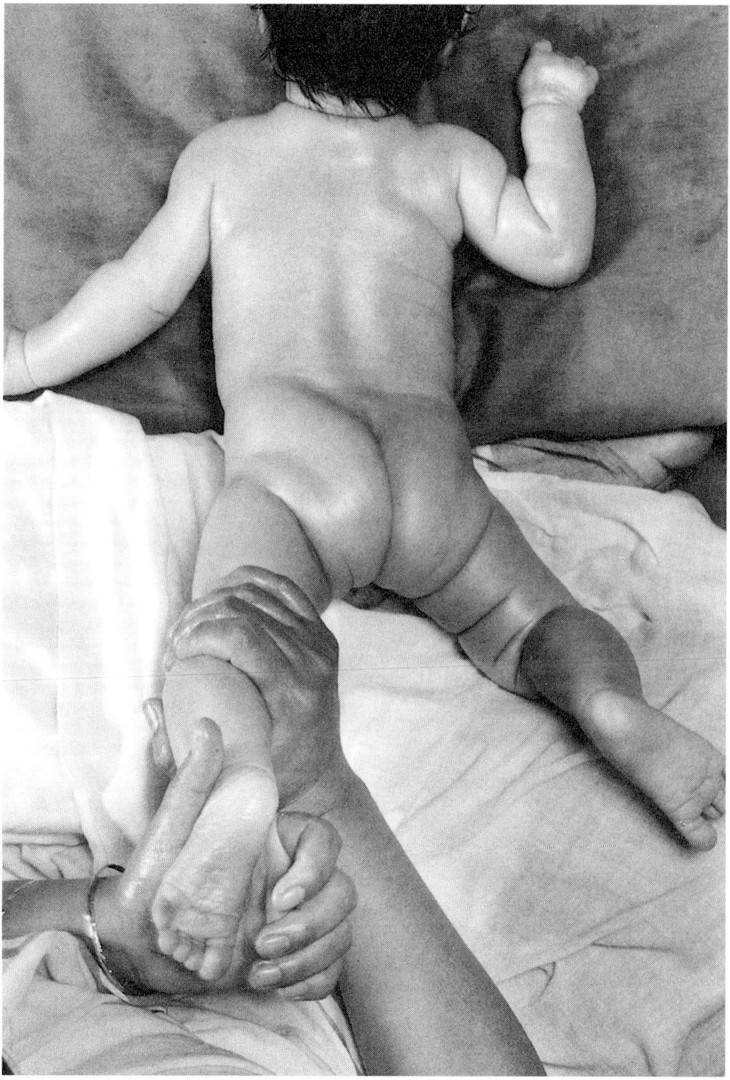

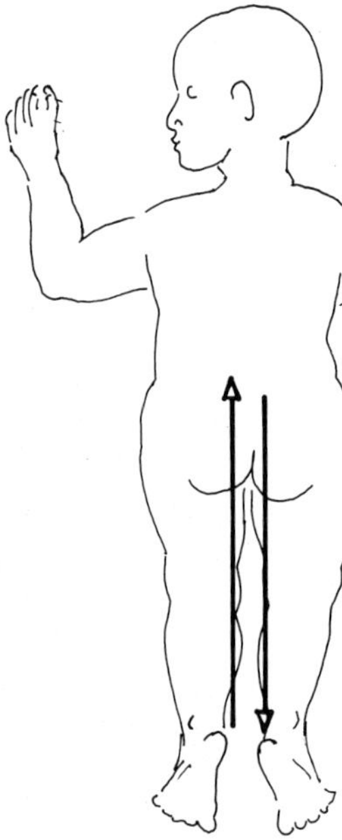

Übung 40:

Die Massage des Rückens sowie der Arme und Beine in Bauchlage schließen Sie mit folgenden Parallel-Massagen ab.

a) Schieben Sie Ihre linke Hand unter beide Knie Ihres Babys und fixieren Sie seine Beine so, daß sie gerade nebeneinander liegen.
b) Dann legen Sie Ihre rechte Hand auf seine Fersen und gleiten in gerader Linie bis zum Gesäß hinauf.
c) Anschließend massieren Sie die Beinrückseiten vom Gesäß zurück zu den Fersen hinunter.

Diese kräftige Gleitbewegung führen Sie sechsmal aus.

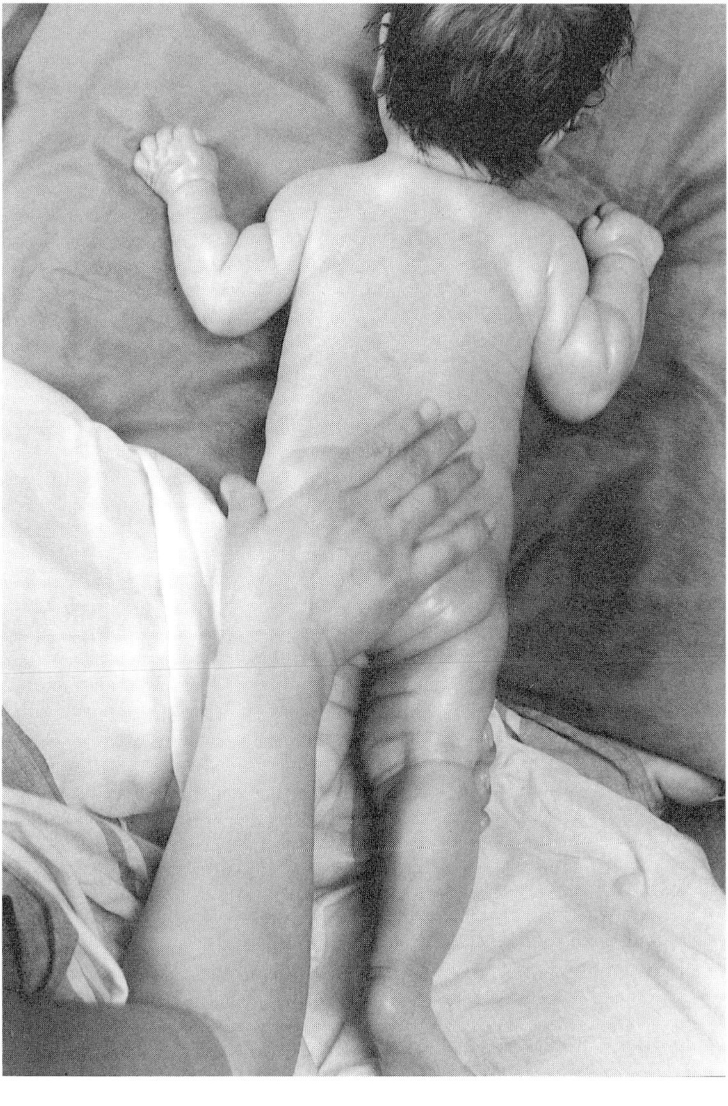

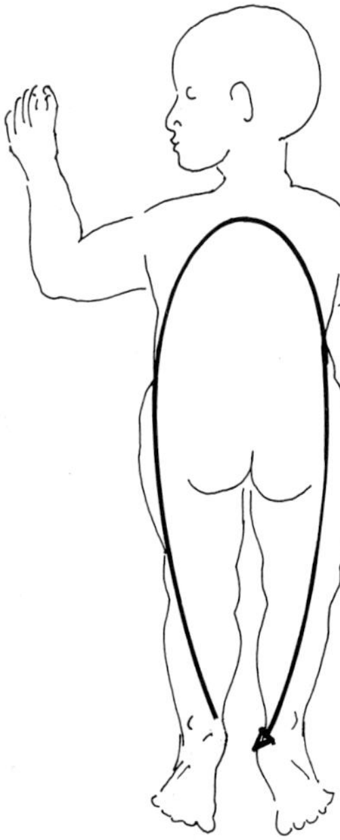

Übung 41:

Jetzt wird die Massage von Übung 40 mit einem großen Bogen über den ganzen Körper erweitert.

a) Lassen Sie Ihre linke Hand unter den Knien Ihres Kindes und halten Sie diese weiterhin fixiert.
b) Dann legen Sie Ihre rechte Hand auf seine Fersen und gleiten über die linke Gesäßhälfte zur linken Schulter bis hinauf zum Nacken und auf der rechten Körperseite zu den Fußgelenken zurück.
c) Als nächstes machen Sie eine Gegenbewegung über die rechte Körperseite, zum Nacken hinauf und über die linke Körperseite hinunter.

Wiederholen Sie die kräftige Massage abwechselnd je dreimal.

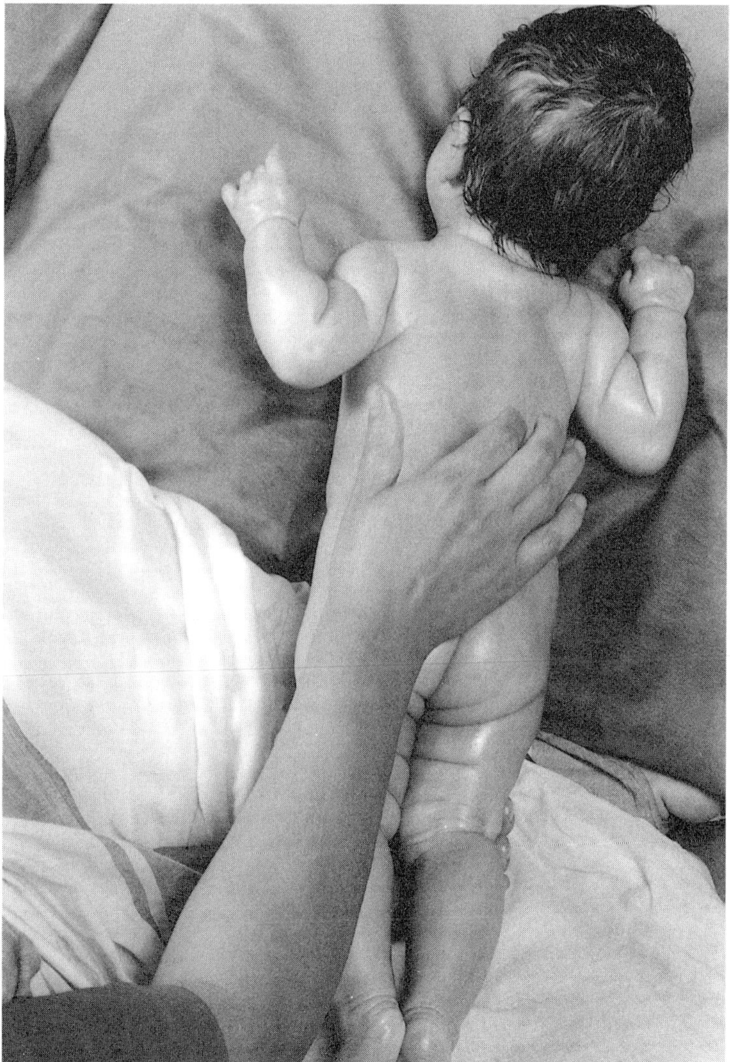

Gesicht

LAGERUNG:
Drehen Sie Ihr Kind sachte auf den Rücken und nehmen Sie Körper- und Blickkontakt mit ihm auf.

BESONDERE WIRKUNG DIESER MASSAGE:
- Sie ist für das Baby sehr beruhigend, insbesondere dann, wenn es sich gerade sehr aufgeregt hat.
- Sie stimuliert die Funktionen von Nase, Ohren und Mund.
- Sie kann bei Saugschwierigkeiten helfen, weil der ganze Mund- und Kieferbereich entspannt wird.
- Sie wirkt vorbeugend gegen Schnupfen und kann eine verstopfte Nase zum Fließen bringen.
- Sie wirkt harmonisierend auf den ganzen Körper.

WICHTIG:
Massieren Sie besonders vorsichtig mit nicht zuviel Öl, damit Ihrem Kind nichts davon in die Augen läuft.

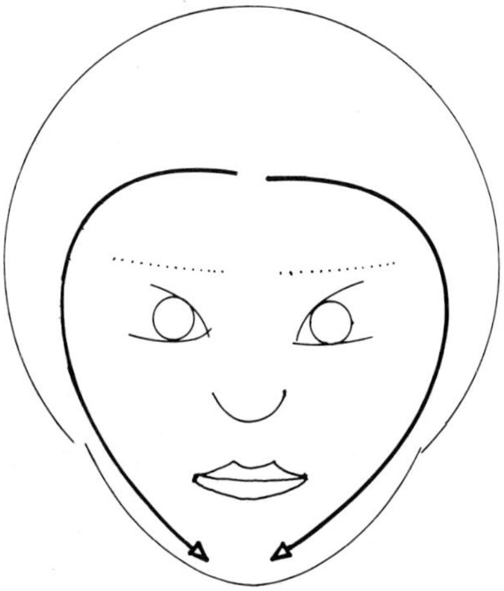

Übung 42:

a) Sanft legen Sie beide Hände auf die Stirn Ihres Kindes. Die Fingerspitzen treffen sich auf der Mitte der Stirn.
b) Streichen Sie langsam und zart mit beiden Händen gleichzeitig in einem Halbkreis über die Schläfen und Wangen bis zur Mitte des Kinns.

Dieses behutsame Streicheln führen Sie viermal aus.

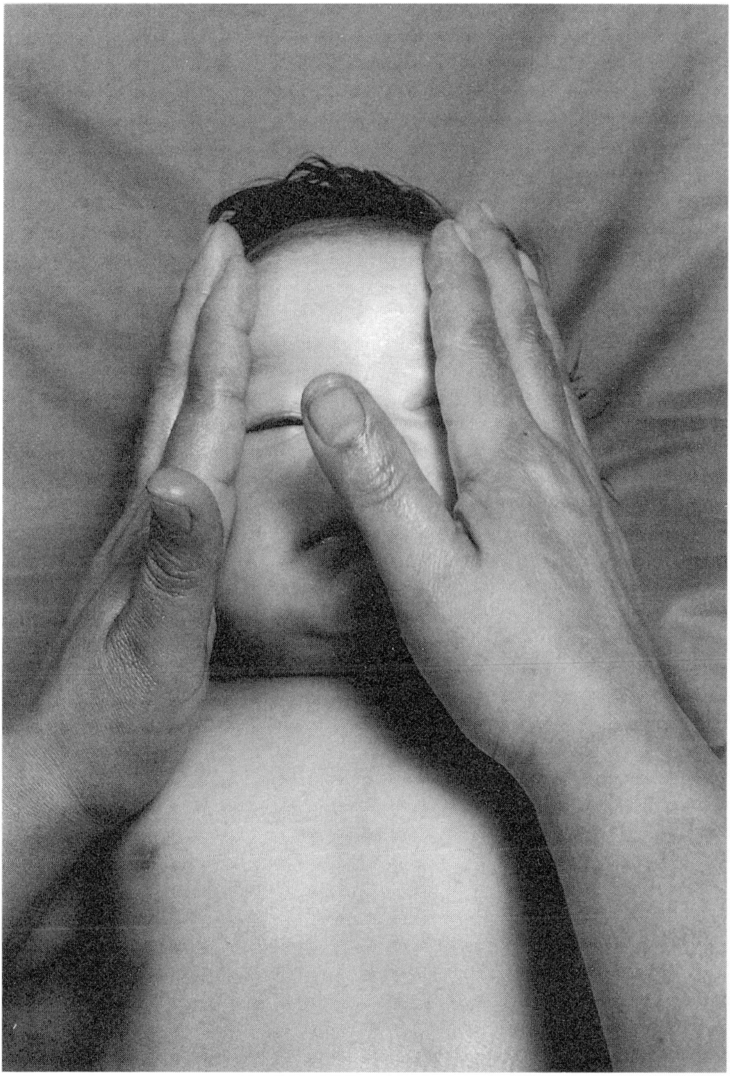

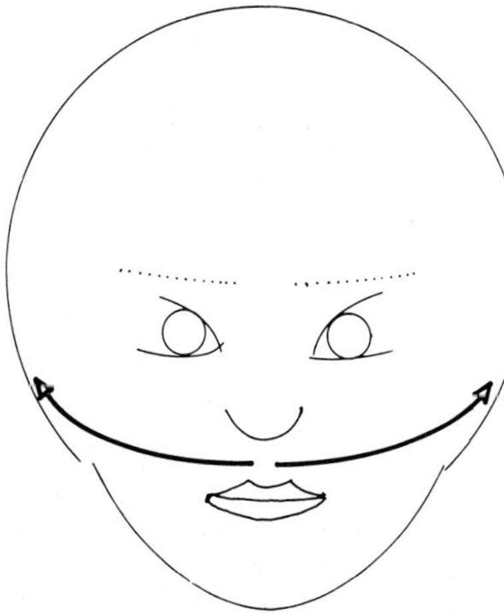

Übung 43:

Folgende zwei Massagen werden mit den Daumen ausgeführt.
a) Beide Daumen liegen nebeneinander unterhalb der Nase.
b) Streichen Sie viermal vorsichtig gleichzeitig links und rechts über die Wangen in Richtung Ohren.

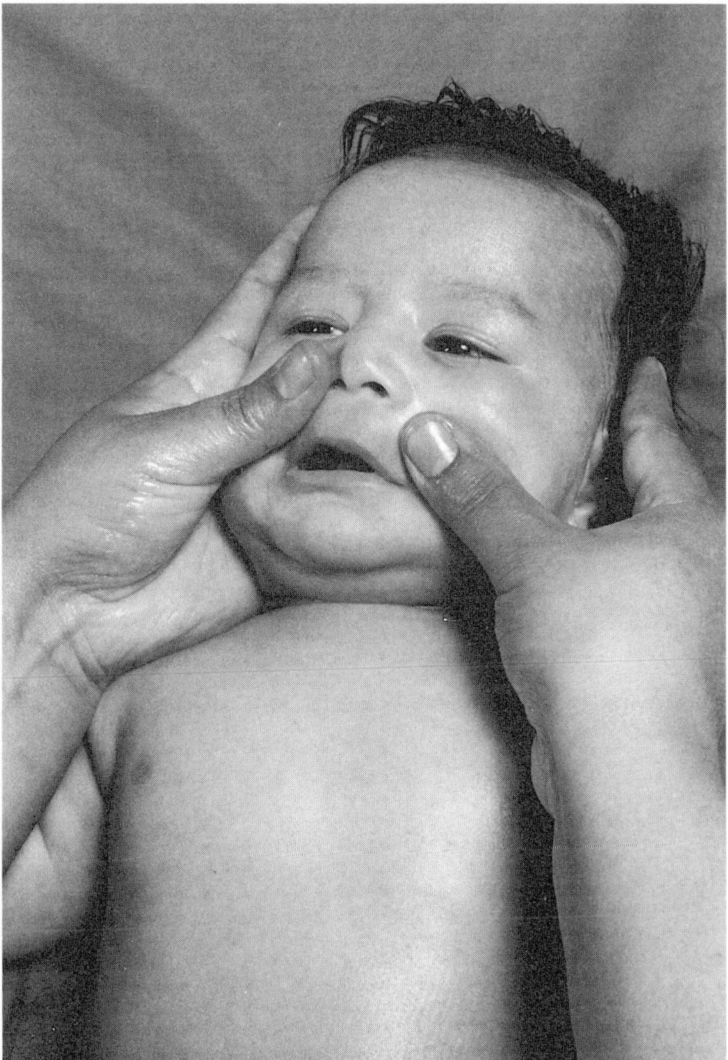

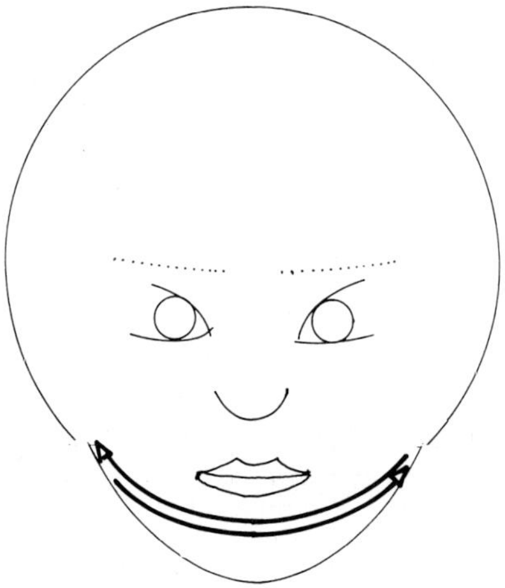

Übung 44:

Jetzt massieren Sie das Kinn in seiner ganzen Breite.
Mit dem linken Daumen streichen Sie von rechts nach links, mit dem rechten Daumen von links nach rechts.

Auch diese Massage führen Sie je viermal aus.

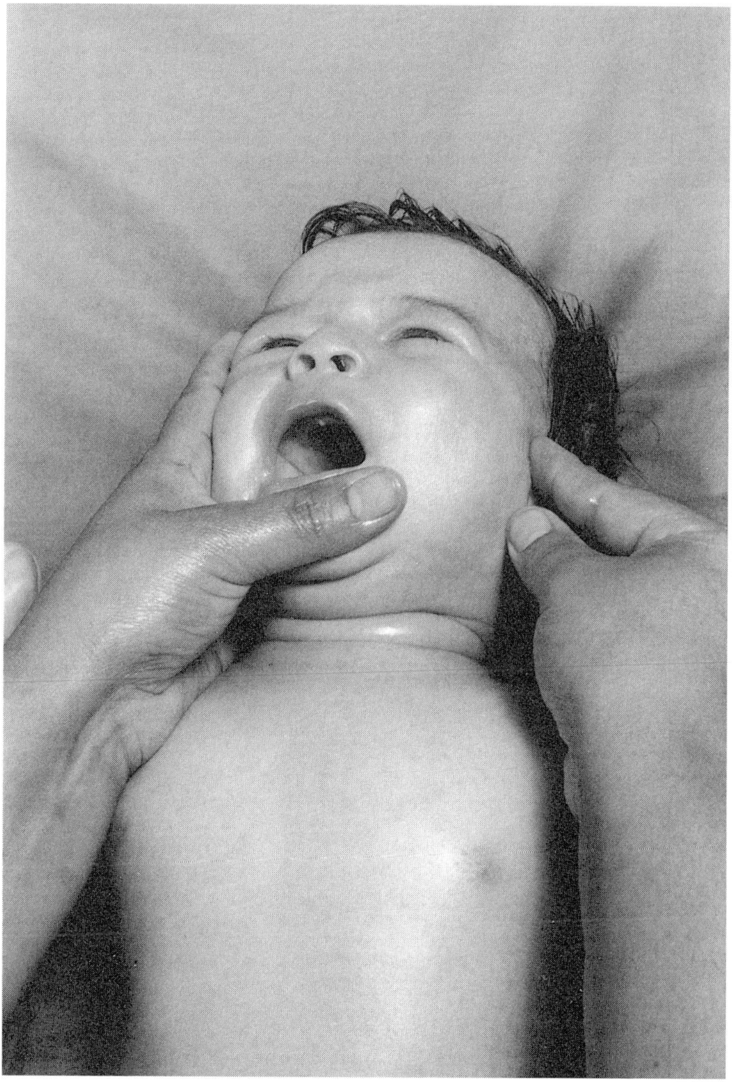

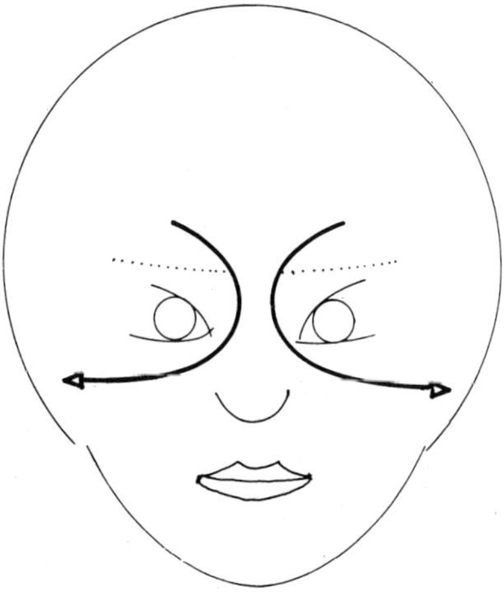

Übung 45:

Bei der folgenden Massagebewegung schließt das Kind die Augen von selbst.

a) Legen Sie den linken und den rechten Daumen links und rechts auf das Stirnbein.
b) Anschließend gleiten Sie in einem Bogen mit beiden Daumen gleichzeitig Richtung Nasenwurzel.
c) Von dort aus streichen Sie zwischen den Augen hindurch und an der Nase vorbei bis zu den Wangenknochen.

Sehr vorsichtig führen Sie diese Bewegung viermal aus.

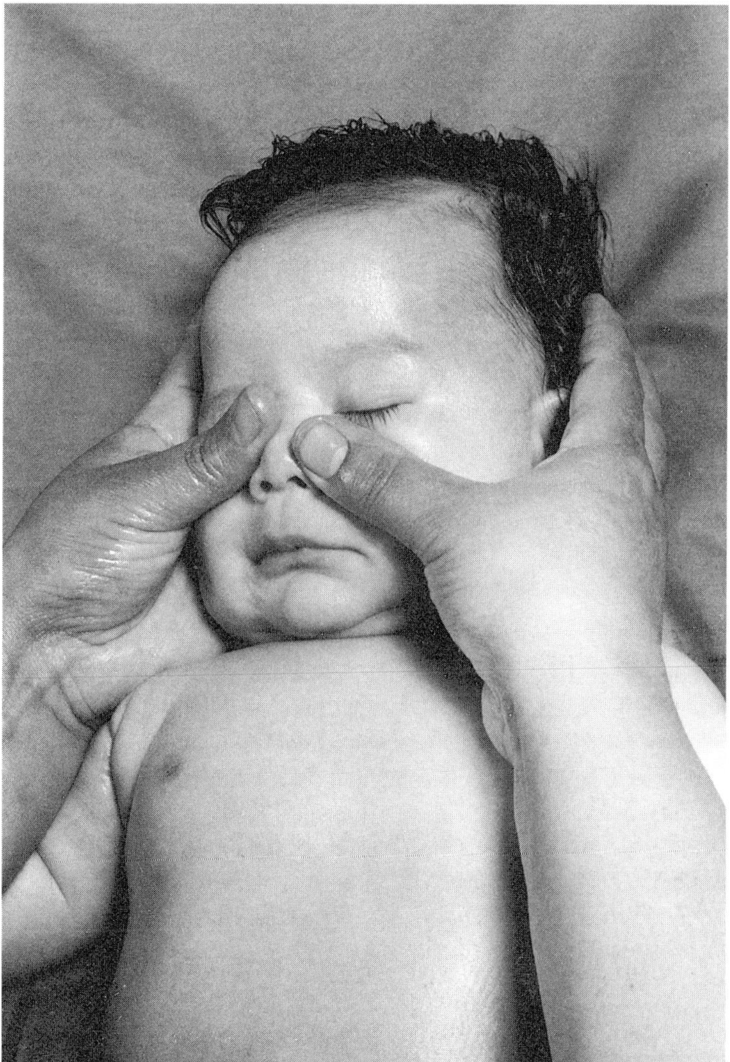

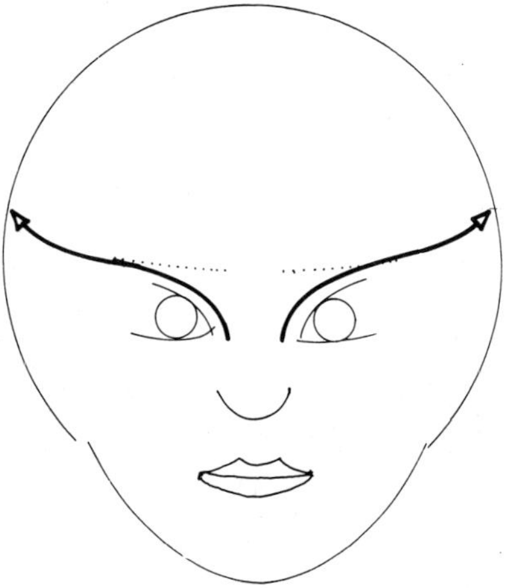

Übung 46:

a) Legen Sie Ihre beiden Daumen links und rechts neben das Nasenbein Ihres Kindes.
b) Nun gleiten Sie sehr behutsam mit beiden Daumen gleichzeitig über die geschlossenen Augenlider nach außen zu den Augenwinkeln.
c) Von dort aus folgen Sie dem Augenhöhlenrand bis Sie an den Schläfen ankommen.

Diese Massage führen Sie viermal aus.

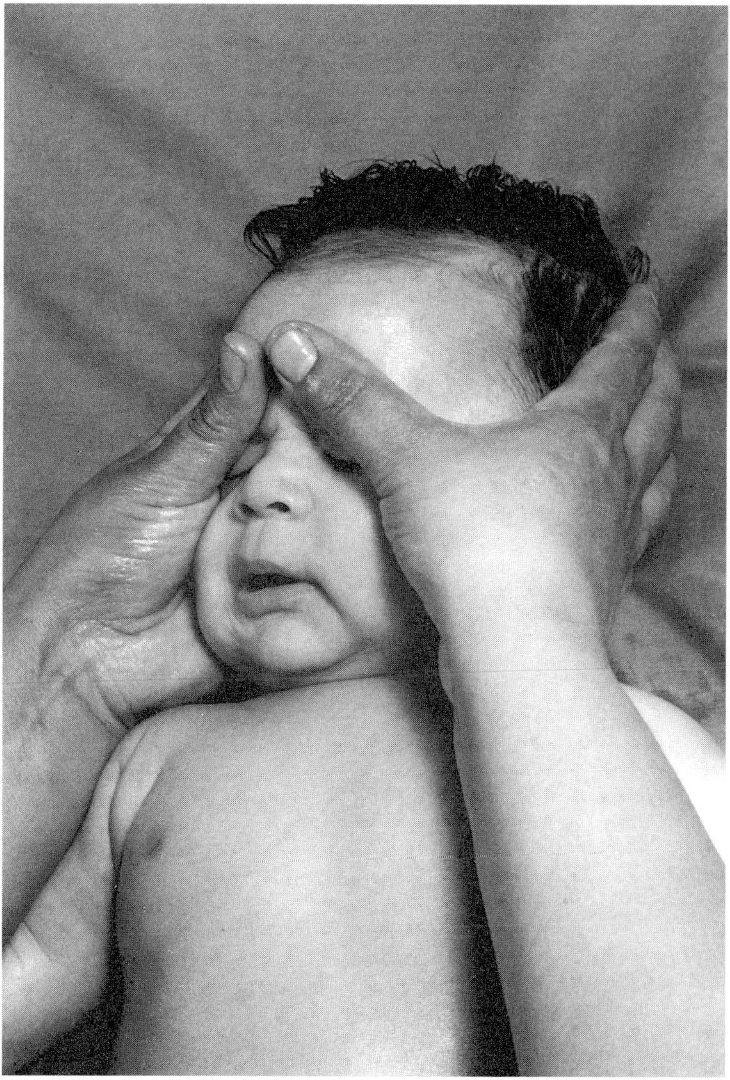

Training für die Gelenke

LAGERUNG:
Das Baby liegt auf dem Rücken. Seine Beine und Füße zeigen in Ihre Richtung. Sein Gesicht ist Ihnen zugewendet.

BESONDERE WIRKUNG DIESER ÜBUNGEN:
- Die Beweglichkeit der Gelenke wird gesteigert.
- Ihr Kind bekommt durch das spielerische Üben Spaß an Bewegung.
- Die Dehnfähigkeit wird gefördert.

WICHTIG:
Für diese Bewegungsübungen benötigen Sie kein Öl mehr.

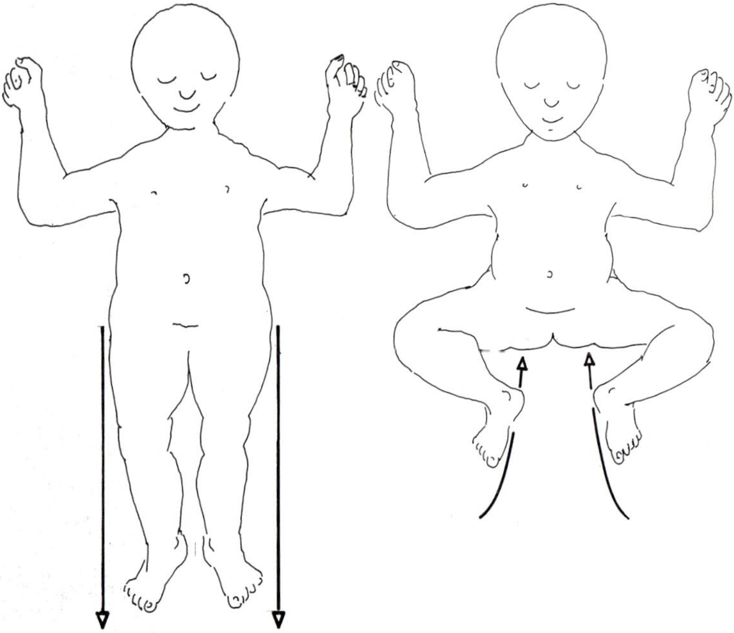

Übung 47:

a) Mit beiden Händen halten Sie die Fußgelenke Ihres Kindes auf der Rückseite fest.
b) Anschließend strecken Sie die Beine äußerst vorsichtig und langsam entlang der Unterlage in Ihre Richtung.
c) Schieben Sie jetzt, wieder mit sehr viel Gefühl und langsam, die Füße zum Becken hin. Dabei beugen sich die Beine, bis sie locker und geöffnet auf der Seite liegen.
d) Anschließend strecken Sie die Beine wieder äußerst vorsichtig und langsam entlang der Unterlage in Ihre Richtung und wiederholen das Beugen und Strecken noch einmal.

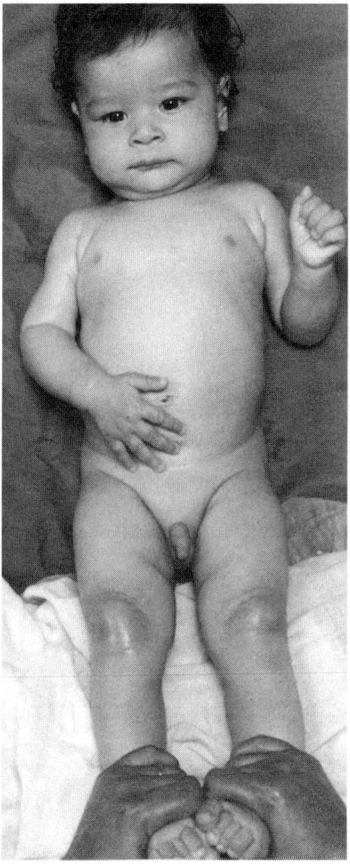

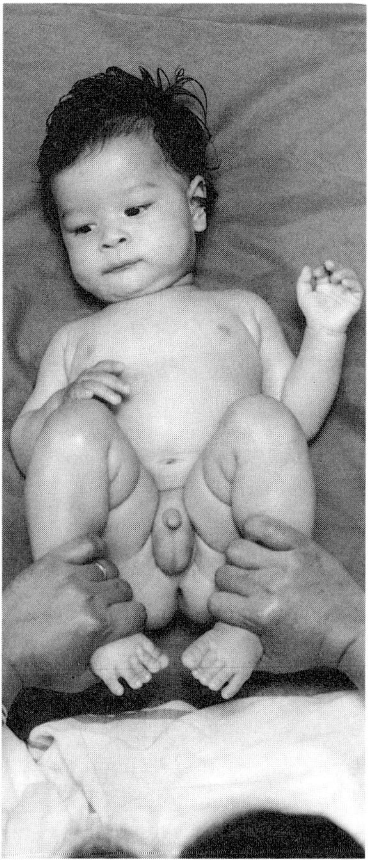

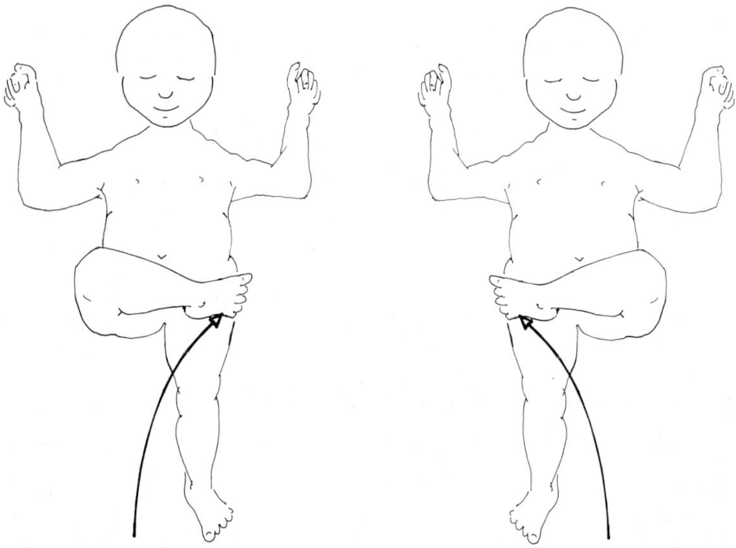

Übung 48:

a) Halten Sie die Fußgelenke von vorne fest. Die Beine Ihres Babys sollten jetzt ausgestreckt und parallel nebeneinander liegen.
b) Mit der linken Hand führen Sie nun den rechten Fuß ganz ruhig und achtsam nach oben in die Richtung der linken Hüfte.
c) Dabei beugt sich das rechte Bein, bis der rechte Unterschenkel quer über dem linken Oberschenkel liegt.
d) Danach bringen Sie das rechte Bein wieder in die gestreckte Ausgangslage zurück.
e) Anschließend führen Sie mit der rechten Hand den linken Fuß ganz ruhig und achtsam nach oben in die Richtung der rechten Hüfte.
f) Dabei beugt sich das linke Bein, bis der linke Unterschenkel quer über dem rechten Oberschenkel liegt.
g) Danach bringen Sie das rechte Bein wieder in die gestreckte Ausgangslage.

Wiederholen Sie diesen Bewegungsablauf dreimal.

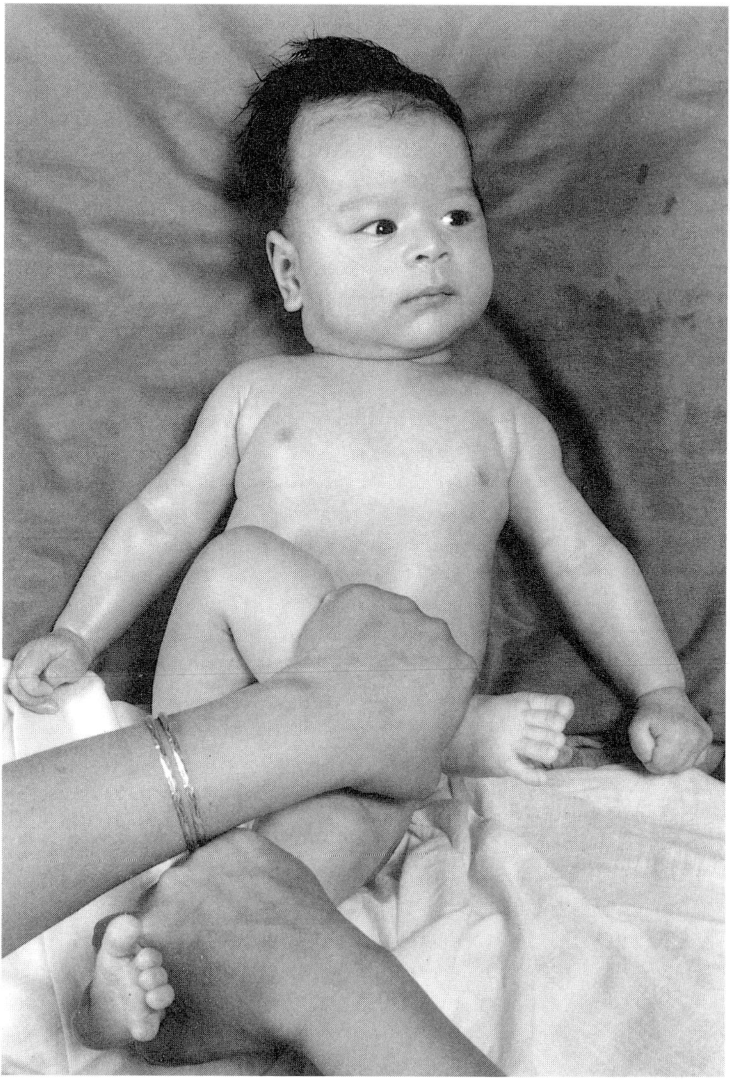

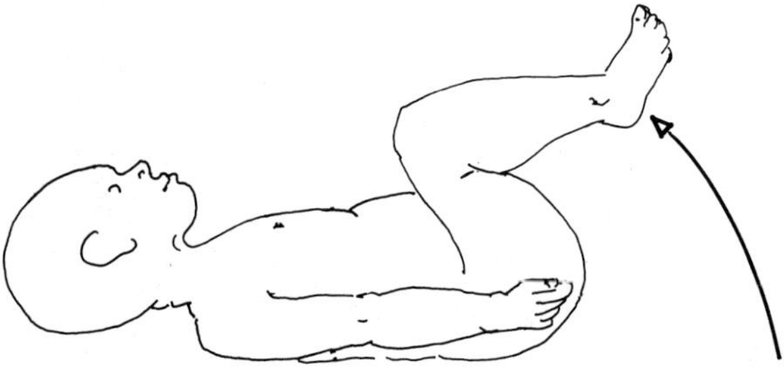

Übung 49:

a) Weiterhin halten Sie die Fußgelenke von vorne fest. Die Beine sollten ausgestreckt und parallel nebeneinander liegen.
b) Jetzt führen Sie beide Beine gleichzeitig langsam in Richtung Oberkörper.
c) Beugen Sie dabei die Knie des Babys.
d) In der Endposition berühren die Oberschenkel den Bauch.
e) Anschließend führen Sie die Beine langsam wieder in die Ausgangsposition zurück.

Wiederholen Sie diesen Bewegungsablauf einmal.

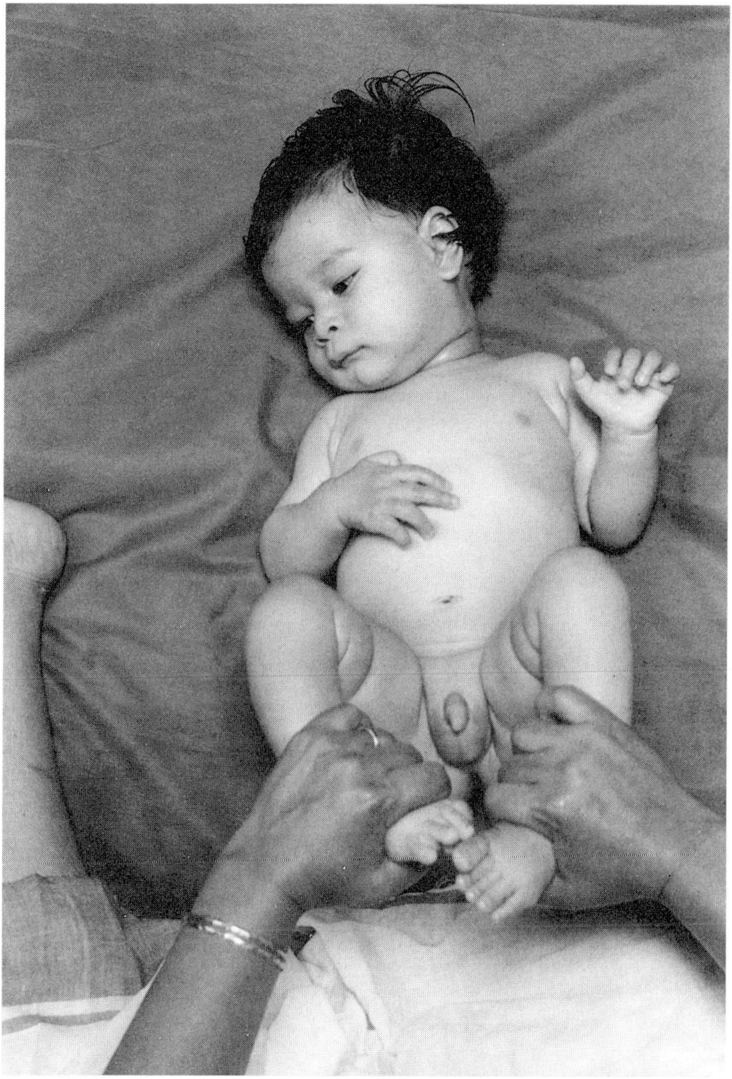

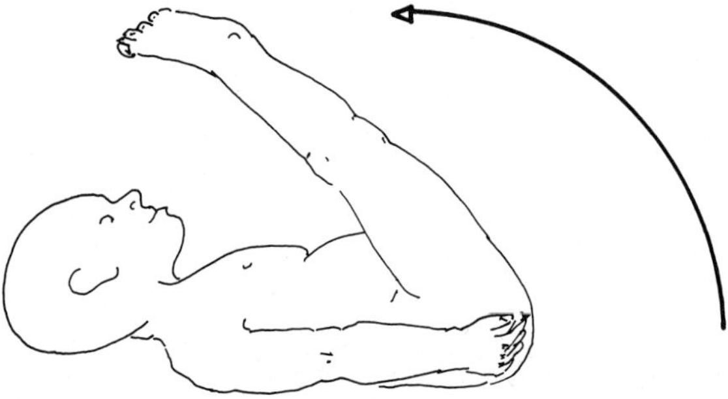

Übung 50:

a) Halten Sie jetzt die Fußgelenke auf der Rückseite fest.
b) Führen Sie die beiden Beine gleichzeitig zum Rumpf hin.
c) Versuchen Sie äußerst behutsam, ob die Zehenspitzen die Stirn des Babys berühren können.
d) Anschließend führen Sie die Beine langsam wieder in die Ausgangsposition zurück.

Wiederholen Sie diesen Bewegungsablauf einmal.

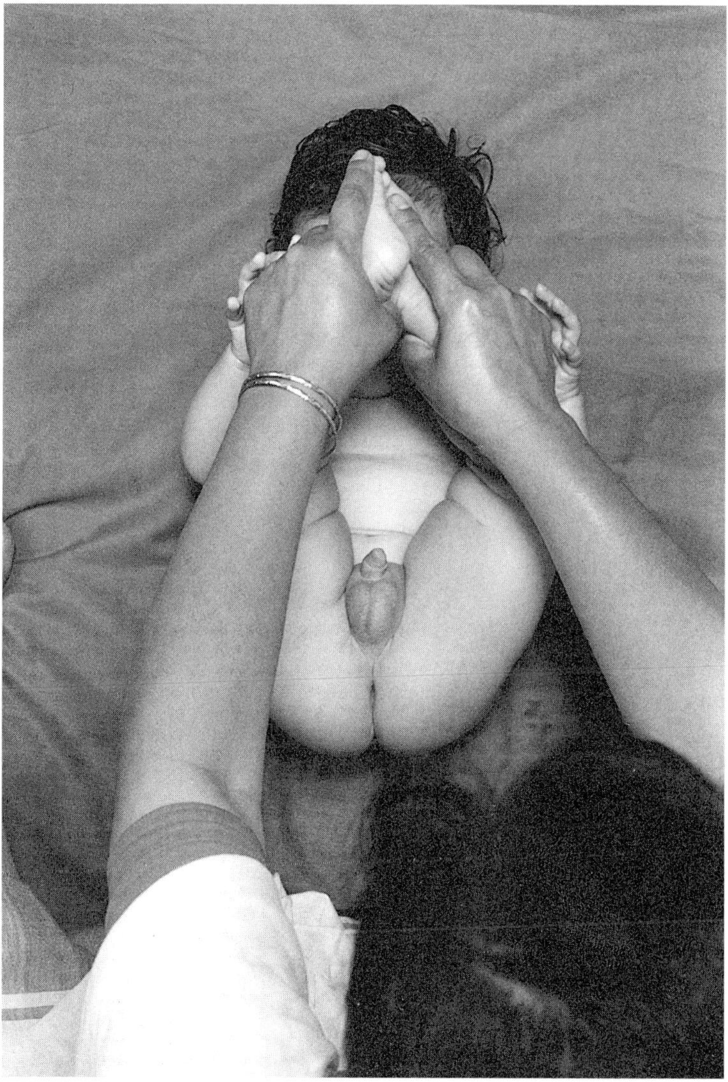

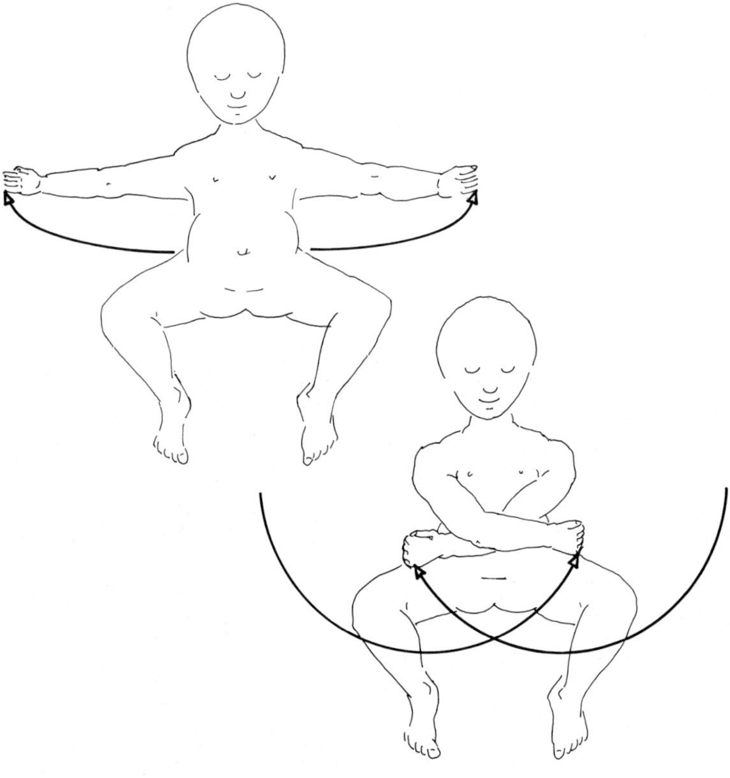

Übung 51:

a) Mit Ihren beiden Händen umfassen Sie die Handgelenke des Kindes.
b) Um den Brustkorb zu dehnen, führen Sie den rechten Arm des Babys nach rechts, den linken nach links. In der Endposition liegen beide Arme seitlich auf der Unterlage auf.
c) Als Gegenbewegung kreuzen Sie anschließend die Arme des Kindes über seinem Brustkorb.
d) Führen Sie diesen Bewegungsablauf insgesamt viermal aus. Achten Sie beim Überkreuzen darauf, daß einmal der rechte und dann wieder der linke Arm abwechselnd oben liegt.

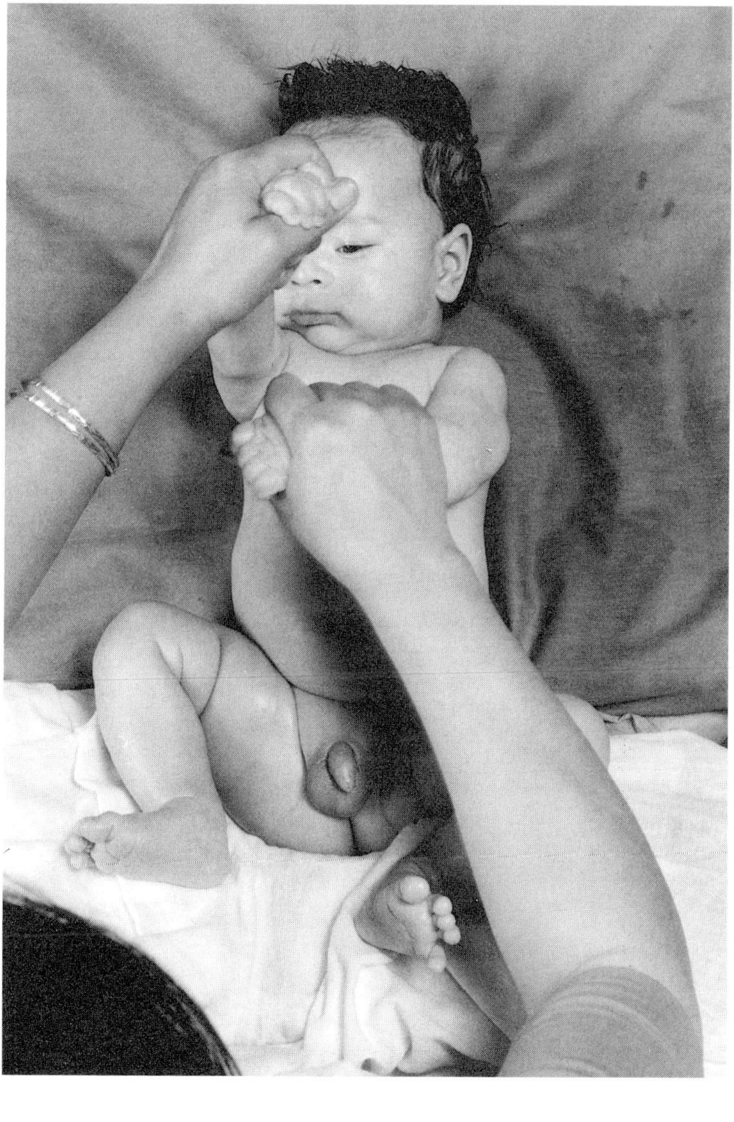

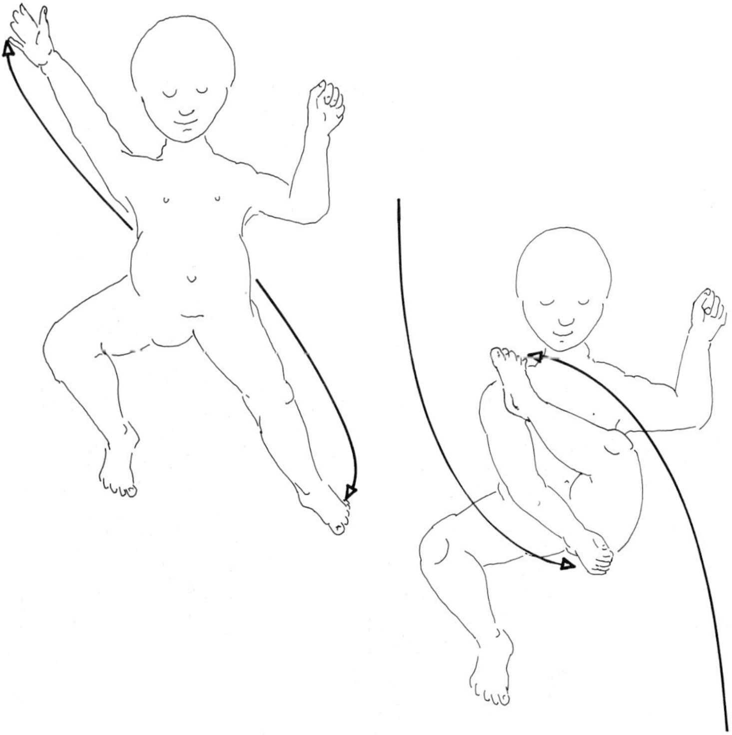

Übung 52:

a) Umfassen Sie mit der linken Hand das rechte Handgelenk und mit der rechten Hand das linke Fußgelenk des Babys.

b) Führen Sie den rechten Arm nach oben, ein wenig seitlich vom Kopf, und legen gleichzeitig das linke Bein leicht abgespreizt und gestreckt nach unten. Langsam und vorsichtig dehnen Sie dabei den Körper des Babys in diagonale Richtung.

c) Mit der linken Hand führen Sie anschließend das rechte Handgelenk zur Innenseite des linken Oberschenkels. Gleichzeitig bewegen Sie das linke Fußgelenk behutsam zur rechten Schulter hinauf.

d) Führen Sie diesen Bewegungsablauf insgesamt zweimal aus.

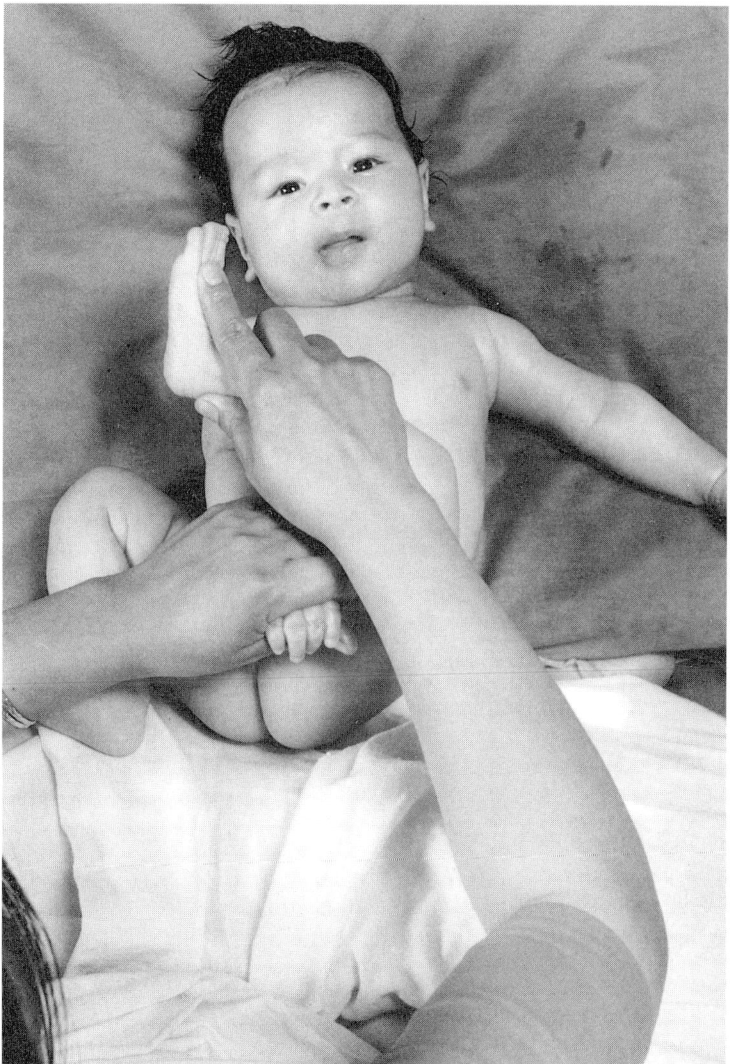

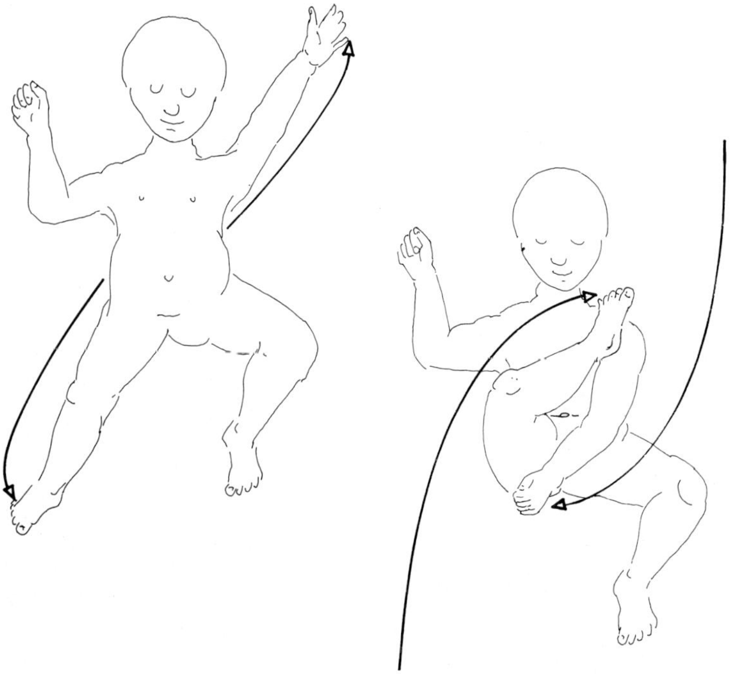

Übung 53:

Nun werden mit dem anderen Bein und dem anderen Arm die gleichen Streck- und Beugebewegungen ausgeführt.

Wenn sich noch Öl in dem Schälchen befindet, sollten Sie es nicht mehr in die Flasche zurückgeben, sondern entsorgen.

Sollte das Baby gleich nach der Massage sehr hungrig oder müde sein, verzichten Sie auf das Baden, ziehen es an und füttern es. Behalten Sie es aber noch eine Weile bei sich, bevor Sie es schlafen legen, denn der plötzliche Wechsel vom intensiven Körperkontakt zum Alleinsein könnte eine unangenehme Erfahrung für das Kind sein.

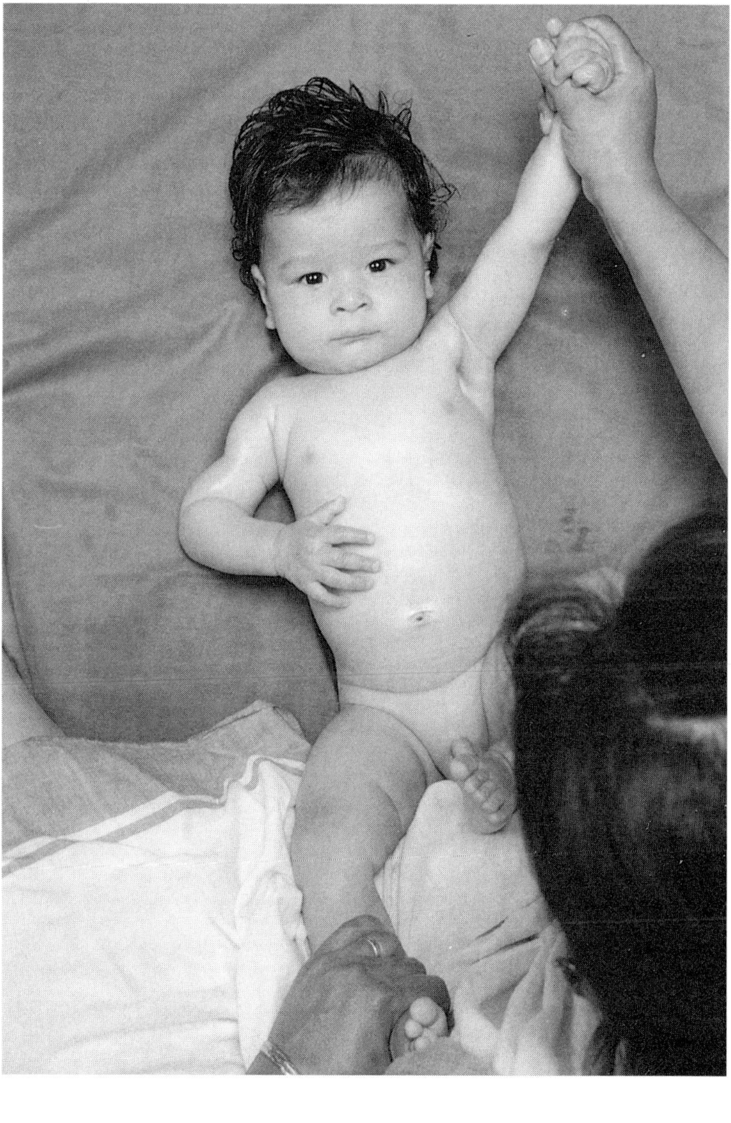

Abschließendes Bad

Während Sie sich mit dem Baby weiter liebevoll unterhalten, wickeln Sie es in ein vorgewärmtes Tuch und begeben sich mit ihm in das Badezimmer. Die dort bereitgestellte Wanne füllen Sie mit körperwarmem Wasser, wobei Sie auf Badezusätze verzichten, damit das Öl nicht ganz abgewaschen wird und somit weiterhin als Schutzfilm für die Haut wirken kann.

Halten Sie das Kind vorsichtig über das Wasser und lassen Sie es zuerst mit den Füßen das Wasser spüren. Anschließend befeuchten Sie seine Beine und senken es nur bis zum Po ins Wasser. Mit Ihren Händen lassen Sie das Kind das Wasser spüren, und zwar mit feinen, langsamen, an die Massage erinnernden Bewegungen. So hat es die Möglichkeit, sich an das Wasser zu gewöhnen. Danach lassen Sie Ihr Kind bis zum Hals eintauchen.

Waschen Sie das Baby ohne Waschlappen, damit Sie über Ihre Hände den direkten Hautkontakt halten können. Nach einer Badezeit von ungefähr 10 Minuten heben Sie das Kind vorsichtig aus der Wanne. Auch das Abtrocknen soll noch eine Fortsetzung der Massage sein. Dazu legen Sie das Baby auf ein Frottiertuch, nehmen ein Stück dieses Tuches in die Hand und trocknen damit streichelnd Ihr Kind ab. Sie können es auch abtrocknen, indem Sie direkt mit Ihrer Hand mittels einfachen Streichens das Wasser abstreifen. Ziehen Sie es dann je nach Raumtemperatur und Jahreszeit an.

Sollte Ihr Baby nun hungrig sein, behalten Sie es im Arm und bieten Sie ihm die Brust oder die Flasche an. Auch wenn es nicht trinken oder schlafen will, sollten Sie es noch eine Weile bei sich behalten. Genießen Sie einfach die Zweisamkeit, wobei das Kind möglicherweise durch Ihre Körperwärme einschläft.

Wann Sie Ihr Kind nicht massieren sollten

Ein Baby darf nicht massiert werden, wenn es eine Infektion mit Fieber hat. Auch wenn es fieberfrei ist und z. B. von einer anderen Krankheit wie Schnupfen, Ohrenschmerzen oder ähnlichen Schmerzen geplagt wird, sollten Sie genau darauf achten, ob Ihr Kind massiert werden will. Erfahrungsgemäß ist das Baby dann besonders müde und möchte viel schlafen. Sollten Sie also bemerken, daß Ihr Kind kaum Aktivität zeigt, sollte es in Ruhe gelassen werden, damit es sich erholen kann.

Manchmal dürfen bestimmte Körperstellen nicht massiert werden. Dazu zählen Bereiche mit Hautausschlägen (vom Arzt abklären lassen) sowie offene Wunden, Sonnenbrände oder Verbrennungen, Blutergüsse, des weiteren Muttermale und pigmentierte oder nicht pigmentierte Warzen. Damit das Baby trotzdem nicht auf den Genuß der Massage verzichten muß, massieren Sie um die betroffenen Körperstellen herum. Halten Sie dabei einen genügend großen Abstand zu den betroffenen Körperstellen, da das Öl sich durch das Massieren oft weiter ausbreitet als erwartet.

Die häufigsten Fragen zur Babymassage

1. Welches ist der beste Zeitpunkt zum Massieren?
Damit sich das Kind auf einen regelmäßigen Rhythmus einstellen kann, sollten Sie versuchen, die Babymassage täglich ungefähr zur gleichen Zeit einzuplanen.

2. Wann darf ich das Kind nicht massieren?
Massieren Sie auf keinen Fall, wenn das Kind eine Infektion mit Fieber hat oder von einer anderen Krankheit oder Schmerzen geplagt wird. Manchmal dürfen auch bestimmte Körperstellen nicht massiert werden. Detaillierte Informationen hierzu finden Sie im Abschnitt »Wann Sie Ihr Kind nicht massieren sollten« (siehe S. 159).

3. Darf ich das Kind zum Massieren aufwecken?
Wecken Sie das Kind für die Babymassage nie, wenn es tief schläft, aber wenn es anfängt, sich nach einem längeren Schlaf zu räkeln und auf Ihre Anwesenheit zu reagieren, können Sie es sanft aufnehmen und behutsam mit der Massage beginnen.

4. Darf das Kind unmittelbar nach der Nahrungsaufnahme massiert werden?
Mit vollem Magen sollte das Kind nicht massiert werden. Sollte es vor der Babymassage signalisieren, daß es hungrig ist, geben Sie ihm zur Beruhigung einige Schlückchen zu trinken.

5. Wer soll das Kind massieren?
Die Eltern oder eine andere nahestehende Bezugsperson können dem Baby den Genuß einer Babymassage schenken.

6. Ich bin immer wieder verunsichert, weil ich nicht weiß, wie stark das Baby berührt werden darf. Können Sie mir da einen Tip geben?
Fassen Sie Ihr Kind klar, eindeutig und mit Ihren ganzen Händen an, um ihm Sicherheit zu vermitteln. Babymassage soll über das Streicheln hinausgehen, und solange Sie die Reaktionen des Babys beachten und darauf eingehen, erzeugen Sie damit ausschließlich Wohlbehagen.

7. Was bedeutet es, wenn das Kind beim Massieren weint?
Das Weinen des Babys kann durchaus dazugehören, und es sollte Sie nicht erschrecken. Das Weinen bewirkt eine tiefere Atmung, und dadurch kann sich eine bereits vorgeburtlich manifestierte Blockade im Körper lösen.

Weinen ist für das Baby außerdem eine Möglichkeit, sich kraftvoll auszudrücken. Versuchen Sie, das weinende Kind zu beruhigen, indem Sie mit ihm sprechen, es an sich drücken und ihm ein wenig zu trinken geben. Danach massieren Sie vorsichtig weiter. Nur wenn das Weinen krampfartig wird und sich das Kind nicht beruhigen läßt, sollte mit Massieren aufgehört werden. Bieten Sie dann dem Baby die Massage zu einem anderen Zeitpunkt wieder an.

8. Ab welchem Alter kann das Baby massiert werden?
Beginnen Sie möglichst bald nach der Geburt mit dem täglichen Massieren. Später, nach ca. 6 Monaten, lassen Sie Ihr Kind entscheiden, ob es noch immer massiert werden möchte und ob nur eine kurze Teilmassage gewünscht wird oder doch lieber die ganze Massage. Im Idealfall fahren Sie mit dem Massieren fort, bis das Kind zu laufen beginnt.

9. Wie lange darf eine Massage dauern?
Die ganze Massage sollte mindestens 20 Minuten dauern. Sie können jedoch die Massage ausdehnen, je nachdem, wie das Kind reagiert.

10. Muß die Reihenfolge der Massage-Übungen eingehalten werden?
In den ersten paar Wochen sollten Sie die traditionelle Reihenfolge möglichst genau berücksichtigen. Später, mit zunehmender Sicherheit beim Massieren, können Sie auch abkürzen, ergänzen oder variieren, je nachdem, wie Ihr Kind reagiert.

11. Kann ich das Kind »falsch« massieren?
Bis Sie bei der Babymassage Übung und Selbstvertrauen gewonnen haben, schlagen wir vor, sich am traditionellen Ablauf und den entsprechenden Empfehlungen zu orientieren. Durch das tägliche Massieren lernen Sie die Signale Ihres Babys richtig zu deuten, und solange Sie darauf sensibel reagieren, ist die Massage ein genußvoller Dialog mit dem Kind.

12. Wird das Kind durch die Massage verwöhnt?
Mit Sicherheit nicht, ganz im Gegenteil! Indem Sie seine Bedürfnisse nach Nähe und Geborgenheit befriedigen, fördern Sie seine Entwicklung zu einer gesunden Persönlichkeit. Mit der Babymassage stärken Sie beim heranwachsenden Kind frühzeitig das Selbstvertrauen, die Selbstsicherheit und das Selbstwertgefühl.

13. Manchmal bleibt mir wenig Zeit für die Babymassage, wenn ich täglich massieren möchte. Kann ich dann auch nur Teile der Massage ausführen? Wenn ja, welche?
Da Sie in den ersten paar Wochen die traditionelle Reihenfolge möglichst genau berücksichtigen sollten, beginnen Sie besser nicht mit der Massage, wenn Sie keine Zeit dafür haben. Denn die Zweisamkeit der Massage sollte nicht nur eine mechanische »Programmerfüllung« sein, sondern auch gelebte Besinnung und Ruhe.

Wenn Ihnen die Massage geläufig und das Kind etwas älter ist, können Sie die Massage Ihren Bedürfnissen und Ihren zeitlichen Möglichkeiten anpassen.

14. Beim Massieren nimmt mein Kind das Händchen immer wieder in den Mund. Kann ihm das Pflanzenöl schaden?
Nein, sofern Sie naturbelassenes, kaltgepreßtes Pflanzenöl verwenden.

15. Mein Baby schläft während der Massage immer wieder ein. Soll ich es dann aufwecken oder die Massage vorzeitig beenden?
Durch die Erfahrung, daß die Massage täglich ungefähr zur gleichen Zeit erfolgt, gewöhnt sich das Baby an diesen Rhythmus und das Wachsein.

Wenn Sie merken, daß es schläfrig wird, versuchen Sie, es nicht einschlafen zu lassen, indem Sie mit ihm sprechen. Falls Ihnen das Kind jedoch übermüdet erscheint, lassen Sie es einschlafen, und beenden Sie die Massage vorzeitig.

16. Ich bin Linkshänderin. Kann ich die Massage-Schritte, die mit der rechten Hand ausgeführt werden, auch mit der linken Hand ausführen oder hat dies eine negative Auswirkung auf das Kind?
Benutzen Sie einfach dort, wo die rechte Hand in unserer Anleitung empfohlen wird, Ihre bevorzugte linke Hand, und umgekehrt, dort wo die linke Hand erwähnt ist, Ihre rechte. Wenn Sie mit der linken Hand anstelle der rechten Hand massieren, so ist es bei Übungen, bei denen mit den Händen abgewechselt wird, wichtig, nicht nur die Hand zu »tauschen«, sondern auch den Bewegungsablauf der rechten Hand zu übernehmen.

17. Mein Kind will nach der Massage meist gleich schlafen. Schadet es seiner Haut, wenn das Öl nicht abgewaschen wird?
Nein, sofern Sie naturbelassenes Öl verwenden.

18. Wann soll ich das Kind baden, vor oder nach der Massage?
Wenn möglich nach der Massage. In Ausnahmefällen (bei Durchfall o. ä.) ist auch ein Bad vor der Massage möglich.

19. Was mache ich, wenn mein Kind offensichtlich nicht gerne nackt ist?
Vielleicht fühlt sich das nackte Kind verlassen und exponiert. Versuchen Sie deshalb, noch intensiveren Hautkontakt herzustellen, um ihm ein stärkeres Geborgenheitsgefühl zu geben. Hat das Baby die Massage ein paarmal erlebt, wird es seine Freude daran finden und das Nacktsein mit positiven Empfindungen verbinden.

20. Ich möchte vermeiden, daß mein älteres Kind eifersüchtig wird, weil ich das Neugeborene massiere. Was empfehlen Sie mir?
Beziehen Sie das ältere Kind in die Massage mit ein. Stellen sie ihm eine geeignete Puppe und Massageöl zur Verfügung, um auch massieren zu dürfen. Oder bieten Sie dem älteren Kind an, das Baby mit Öl ein wenig zu massieren. Dadurch fördern Sie zusätzlich eine liebevolle Beziehung unter den Geschwistern.

21. Wenn das ältere Kind auch massiert werden möchte, ist es besser, diese Massage vor oder nach der Babymassage auszuführen?
Nur wenn Sie bemerken, daß das ältere Kind beim Warten auf das Ende der Babymassage sehr ungeduldig wird, massieren Sie es vorher. Ansonsten wird das ältere Kind nach dem Baby massiert.

22. Ich massiere mein Kind einmal täglich. Ist es wichtig, es jedesmal nach der Massage zu baden?
Sie müssen Ihr Kind nicht täglich baden. Entscheiden Sie selbst individuell je nach Befinden des Babys und seinen Bedürfnissen.

23. Welche Körperhaltung soll ich einnehmen, um das Kind zu massieren?
Um die Babymassage auszuführen, können Sie am Boden sitzen oder stehen. Die ausgewählte Körperhaltung soll Ihnen gefallen und für Sie bequem sein.

Lassen Sie sich von den Möglichkeiten aus dem Kapitel »Letzte Vorbereitungen, bevor Sie beginnen« (ab S. 33) anregen, damit Sie eine Massageposition finden, bei der Sie entspannt sind und die Ihnen maximale Bewegungsfreiheit bietet.

24. Kann man auch ohne Öl massieren?
Das Massageöl dient unter anderem auch dazu, daß die Hände geschmeidig über den Körper gleiten können. Da eine Massage ohne Öl unangenehm reiben kann, sollte es immer verwendet werden.

Muß aber aufgrund von Hautallergien oder Hautentzündungen gänzlich auf Öl verzichtet werden, kann – nach Absprache mit dem Arzt – eventuell auch mit möglichst unparfümiertem Puder massiert werden. Verreiben Sie ihn dünn auf Ihren Handflächen.

25. Wieso ist es wichtig, daß man mit der Babymassage möglichst bald nach der Geburt beginnt?
Das Neugeborene soll schon vom ersten Tag an regelmäßig massiert werden, um ihm den verlorenen Halt und die Berührungen der Gebärmutter wieder zu schenken. Diese intensive Zuwendung über die Haut ist Nahrung für die Seele und gibt dem Säugling das Gefühl, geliebt zu werden.

26. Wie soll ich bei Zwillingen die Wartezeit des einen Kindes überbrücken?
Lassen Sie einen Zwilling angezogen im Bettchen liegen, während Sie das Geschwister massieren. Wenn Sie mit der ersten Babymassage fertig sind, darf der andere Zwilling das Streicheln genießen.

27. Worauf muß ich achten, bevor ich mit der Massage beginne?
Achten Sie darauf, daß Sie alle Hilfsmittel bereitgelegt und alle sonstigen Vorbereitungen getroffen haben, bevor Sie das Kind entkleiden. Überprüfen Sie nochmals die Raumtemperatur und beachten Sie, daß kein Durchzug herrschen soll. Für die Dauer der Massage sollten Sie den Anrufbeantworter einschalten und sich auch vom Klingeln an der Wohnungstür nicht stören lassen.

Um mit dem Baby zur Ruhe zu kommen, atmen Sie einige Male tief aus und ein. Das bringt Sie ins Gleichgewicht und löst den alltäglichen Streß auf, so daß Sie sich der Zwiesprache mit dem Baby ganz widmen können.

28. Soll ich, um ein besonderes Ambiente für die Massage zu schaffen, entspannende Musik, Kerzenlicht oder Duftlämpchen einsetzen?
Diese zusätzlichen Hilfsmittel sind unnötig, weil sie das Kind von Ihren Berührungen ablenken. Ihr langsames, vorsichtiges Massieren, Ihr Sprechen mit dem Baby und Ihre Hingabe bescheren ihm reichliche, positive Sinneserfahrungen und schaffen ein liebevolles Ambiente.

29. Warum beginnt die Babymassage der Newar-Tradition am Kopf über der großen Fontanelle?
Weil das Baby in diesem Bereich sehr kälteempfindlich ist, wärmt die Newar-Frau es zu Beginn durch zarte, schmeichelnde Bewegungen. Diese Bewegungen helfen auch Verspannungen an der Kopfhaut, die sich auf die einzelnen Schädelknochen übertragen können, aufzulösen. Dadurch wird ein gesundes Zusammenwachsen der Knochenlücke beim Neugeborenen gefördert.

Aus der Newar-Tradition kommt auch die Überzeugung, daß die Pflege der großen Fontanelle für die Sprachentwicklung des Babys von großer Bedeutung ist.

30. Warum wird die Gesichtsmassage erst am Schluß der Ganzkörpermassage ausgeführt?
Mit dieser Massage wird dem Baby nochmals eine umfassende, genußvolle Massage geboten. Dieser abschließende Akt bewirkt tiefgehende Ruhe und Stille. Dadurch wird die Entspannungswirkung der vorhergehenden Körpermassage erhöht. Deshalb strahlt das massierte Gesicht Frieden und Glück aus, und man könnte die Gesichtsmassage auch »Schönheitspflege« nennen. Mit den letzten Handgriffen der Gesichtsmassage beenden Sie auch den gefühlvollen Dialog. Das können Sie noch unterstreichen, indem Sie dem Kind nochmals ausdrücklich Wohlbefinden wünschen.

Persönliche Erfahrungen mit der Babymassage

»Es ist noch gar nicht so lange her, da haben auch unsere Ärzte zur Stärkung der schwächlichen Kinder Einreibungen z. B. mit Olivenöl empfohlen. Wie so vieles wurde diese Therapieweise jedoch durch die moderne Medizin verdrängt. Glücklicherweise besinnen sich aber immer mehr Menschen auf alte Sitten und Gebräuche und sind offen dafür, ähnliches aus anderen Kulturkreisen wieder in ihre Lebensweise aufzunehmen. So kommt auch die Babymassage wieder in Mode, und man kann sie an verschiedenen Orten lernen.

Bereits am dritten Lebenstag unserer kleinen Tochter zeigte uns eine engagierte Hebamme, wie man ein Baby massieren kann. Später konnte ich bei Nasma Scheibler lernen, wie man diese Art der Therapie und Zärtlichkeit zugleich noch feiner und geschickter ausführen kann. Sie demonstrierte an meiner Tochter eine Säuglingsmassage, wie man sie einfühlsamer und wohltuender kaum zu sehen beziehungsweise zu spüren bekommt. Zusätzlich vermittelte sie mir Interessantes aus ihrer Heimat, erzählte mir, daß das Massieren Teil einer langen Tradition und Lebensweise ist, die in Nepal noch heute zelebriert und mit Erfolg angewendet wird. Säuglingskoliken z. B. sind dort ein Fremdwort.

Fasziniert von der intensiven Zweisamkeit, die man während des Massierens erlebt, gönne ich meiner kleinen Sarah und mir diese Form von Zärtlichkeit regelmäßig. Es ist wunderschön, in dieser Art der Körpersprache liebevoll zu kommunizieren. Als nützlicher Nebeneffekt ist die Massage für das Kind nicht nur entspannend, sondern auch stärkend – ruhige Nächte bekommt man gratis als Geschenk dazu!«

Dr. med. Gisela Etter, Wädenswil

»Von der innigen Beziehung, die das Stillen ermöglicht, bin ich als Mann von Natur her ausgeschlossen. Unsere Tochter baden und massieren, wird daher zu meinem ›Ressort‹, zu meiner Möglichkeit, mit dem Wesen, das mich anfangs noch ansieht, als käme es von einem anderen Planeten, Kontakt aufzunehmen, es von Kopf bis Fuß auf dieser Welt willkommen zu heißen. Was noch so zerbrechlich wirkt, als dürfte ich es kaum berühren, wird mit der Zeit – Fingerchen um Fingerchen, Füßchen um Füßchen – vertrauter. Noch immer ist mir jener Moment aus einer Massage-Lektion Nasmas in starker Erinnerung, wo sie einen meiner Arme ergreift und mit beiden Händen in gegenläufiger Richtung drehend zu mir sagt: »Etwa so fest drücke ich!« Ich bin überrascht: Das ist viel stärker, als ich erwartet hätte – ich kann also mein Baby wirklich anfassen und kneten.

Und wie bekommt Meret das Ganze? Manchmal sieht sie mich erstaunt an, dann wieder dankbar und scheint es zu genießen; manchmal aber auch – wenn ich ihr beispielsweise Mandelöl auf den Kopf gieße, um sie um die Fontanelle herum zu massieren, trifft mich ein verständnisloser, fast unwirscher Blick. Doch mit der Zeit lerne ich, ruhiger zu bleiben, auch wenn sie mal die Nase voll hat und zu schreien beginnt. Dann versuche ich, nicht sofort abzubrechen und aufzugeben, sondern mit den Händen beruhigend auf sie einzuwirken und gleichzeitig mit ihr zu sprechen.

Und hilft die Massage ihr etwas? Wenn ich ihr nach dem Baden die letzten Wassertropfen aus dem spärlichen Haar auf dem Kopf frottiere, scheint mir, daß sie nun etwas entspannter daliegt. Gelegentlich habe ich auch das Gefühl, daß sie in der darauffolgenden Nacht etwas besser geschlafen hat – doch dies muß nicht zwangsläufig so sein. Sicher ist, daß das Massieren mir hilft, mich in meine immer wieder unvertraute Vaterrolle hineinzutasten und dem kleinen, fremden Wesen etwas näherzukommen, das meine Tochter ist. Daß ich mir dabei für sie Zeit nehme, ist das Wichtigste daran.«

Michael Zangger, Theologe, Zürich

»Nasma hat uns ein wunderbares Geschenk zur Geburt unserer Tochter Lisa gemacht. Kurz nach der Geburt ist sie zu uns nach Hause gekommen und hat uns gezeigt, wie sie Babys massiert. Dabei haben wir frischgebackenen und noch unerfahrenen Eltern rasch gelernt, daß wir auch einen Säugling richtig anfassen dürfen und nicht wie zerbrechliches Glas behandeln müssen. Schnell spürten wir, was Lisa liebte und was ihr nicht gefiel. Uns war auch wichtig, nicht nach dem Lehrbuch vorzugehen, sondern darauf zu achten, was unsere Tochter mag.

In den ersten Tagen stellten wir uns die Frage, wie wir mit unserer kleinen Tochter in einen Dialog treten können. Bei ihrer Konzentration auf Schlafen und Trinken schien da nicht viel möglich zu sein. Dank der Massage fanden wir einen Weg, der uns den Zugang zu Lisa erleichterte.

Bald einmal stellten wir auch fest, daß Lisa jeweils kurz nach der Massage tief schlief. Deshalb machten wir es uns zur Gewohnheit, sie am Abend zu massieren – mit ausgezeichnetem Erfolg. Von da an hatten wir ruhige Nächte.

Bei unserer zweiten Tochter Carole starteten wir mit der Massage bereits am dritten Tag. Sie hat es von Anfang an genossen – und wir Eltern haben bald durchgeschlafen. Weil Lisa heute 1 $^{1}/_{2}$ Jahre und voller Energie ist, haben wir längst nicht mehr soviel Zeit für unsere Kleinste. Um so mehr genießen wir am Abend, wenn alles ruhig ist, die Zweisamkeit mit Carole während der Massage.«

Bea und Rainer Gross,
Studentin der Psychologie und Ökonom, Zürich

»Gregor war müde, sein kleiner Körper völlig gelöst. Nach dem Trinken ruhte er sich auf meinem Oberkörper aus, ganz eins mit sich selbst, und fiel allmählich in einen tiefen, ruhigen Schlaf. Das war nach seiner ersten Massage. Nasma hatte sie ihm und uns geschenkt. Wir hatten zwar über Babymassage gelesen, aber zu sehen und zu spüren, wie man das doch so zart und zerbrechlich wirkende Kind anfassen und be-greifen kann, das war doch sehr beeindruckend.

Aufgemuntert und unterstützt von unserer Freundin und Lehrerin wagten wir uns an die für uns neue Art, dem Kind zu begegnen. Die intensive Stunde mit unserem Erstgeborenen wurde für die nächsten Monate zu einem festen Bestandteil in unserem Tagesablauf, gehörte dazu wie Trinken, Essen, Spielen oder Schlafen: sich gegenseitig kennenlernen, von einander lernen, sich loslassen und sich auf das Gegenüber einlassen.

Für das Kind gibt es in diesen Momenten sicher Parallelen zum intensiven vorgeburtlichen Körperkontakt, was ein Gefühl von Sicherheit und Wohlbefinden auslösen kann. Ich selber fühlte mich sicherer im Umgang mit dem Kind, und das Gefühl, etwas zur Steigerung seines Körperbewußtseins und zu seinem allgemeinen Wohlbefinden beitragen zu können, bereitete mir Freude und Befriedigung. Außerdem genoß auch ich den Moment der Ruhe im Alltag.

Mit dem zweiten Kind wollte ich es genauso machen. Auch für Oliver sollte die tägliche Massage in den ersten Lebensmonaten selbstverständlich sein. Aber diesmal fiel der Einstieg schwerer, und nach einiger Zeit des eher forcierten täglichen Massierens mußte ich mich von der Idee lösen und nach einer für uns praktikablen Lösung suchen. Wenn sich mir nun ein Freiraum auftut, nutze ich ihn für die Massage mit Oliver, die dann spontan und gelöst vor sich geht, ohne einen Zwang des täglich zu Erledigenden. Im ausführlichen Anfassen, Berühren, Schmusen und Streicheln beim Wickeln und Baden habe ich eine Möglichkeit gefunden, Elemente der Massage einzubringen, aber auch schneller auf die Bedürfnisse des größeren Bruders einzugehen.

Die Babymassage ist für mich eine sehr gute Erfahrung, die die Beziehung zwischen mir und unseren Söhnen positiv beeinflußt hat. Gerne gebe ich deshalb weiter, was ich erfahren habe und weise in Gesprächen mit Freunden und Bekannten immer wieder auf diese Art der Begegnung mit Säuglingen und Kleinkindern hin.«

Elsbeth von Atzigen, Sprachlehrerin, Zürich

»Drei Wochen nach der Geburt unseres ersten Kindes fragt Nasma uns, ob sie Ladina vor einer Klasse massieren darf. So kommen wir zum ersten Mal in Kontakt mit Babymassage. Wir sind beeindruckt von der Wärme und Ruhe, die Nasma beim Massieren ausstrahlt. Für uns ist es klar, daß wir unser Baby auch massieren wollen.

Von jetzt an wird Ladina täglich von einem Elternteil massiert. Vor allem für den Vater ist dies eine wertvolle Erfahrung. Für ihn und das Baby sind diese Momente der Nähe eine gute Möglichkeit, miteinander vertraut zu werden. Mit etwa neun Monaten wird es für Ladina immer schwieriger, während einer ganzen Massage stillzuhalten.

Als zwei Jahre später Yanick zur Welt kommt, ist es für uns selbstverständlich, auch ihn zu massieren. Beim zweiten Kind ist allerdings einiges anders geworden. Leider schaffen wir es nicht, Yanick mit derselben Regelmäßigkeit wie seine Schwester zu massieren. Auch die Massage selbst hat sich verändert. Nur wenn Ladina schläft, stellt sich die ruhige Konzentriertheit ein, die wir vom ersten Kind her kennen. Ist sie wach, geht es meist etwas hektischer zu. Entweder sie massiert ihre Puppe mit einer Unmenge von Öl, oder sie will ihren Bruder auch massieren. Spätestens dann ist es vorbei mit der Ruhe. Natürlich lassen wir aber auch das zu, denn so lernen sich die beiden Kinder auf eine ganz spielerische Art und Weise kennen.

Für unsere Familie ist die Babymassage eine große Bereicherung, die wir nicht missen möchten.«

Brigitte und Urs Kernen,
Sprachlehrerin und Computerspezialist, Zürich

»Von 1987 bis 1993 habe ich als Berufsschullehrerin für Pflege an der Schule für Gesundheits- und Krankenpflege am Kinderspital Zürich gearbeitet. In dieser Zeit hat jede Klasse mit Begeisterung den Unterricht von Frau Scheibler besucht. Ich selber habe dem Unterricht mehrere Male als Lehrerin und im Mai 1994 als Mutter mit meinem Sohn Christoph beigewohnt.

Sehr gut hat mir gefallen, wie Frau Scheibler sich Zeit nimmt, um mit den Säuglingen in Beziehung zu treten, bevor sie mit der Massage anfängt. Schön, daß während des ganzen Unterrichts der Säugling, der massiert wird, und nicht die Massagetechnik im Vordergrund steht. Durch die ruhige und doch bewußte Ausführung der Massage entstehen auch für die Zuschauerinnen entspannende Momente.

Ich bin sicher, daß die Schülerinnen vom Unterricht viel profitieren konnten – für die Pflege von gesunden und kranken Säuglingen, für die Anleitung von Müttern auf der Wochenbettstation und für sich persönlich.

Als Mutter habe ich es geschätzt, von Frau Scheibler zu erfahren, daß sich die Kinder zuerst an die Massage gewöhnen müssen, bis sie erleben, daß die Massage »etwas Aufbauendes« ist. Ich habe meine beiden Söhne Christoph und Matthias täglich auf den Ausführungen von Frau Scheibler basierend massiert. Die Zeit der Babymassage mit meinen Kindern habe ich als sehr bereichernd für mich erlebt. Die ruhigen und entspannenden Momente während und nach der Massage werden mir immer in Erinnerung bleiben.«

Christina Wunderlin-Küttel,
Schulungsschwester des Kinderspitals Zürich, Bülach

»Was bleibt, ist die Erinnerung an eine intensive Zeit nach der Geburt meiner Kinder. Eine Zeit gelöster Momente der Hingabe und Entspannung. Die fließenden Bewegungen der streichenden Hände erzeugten durch das aufgetragene Öl Geschmeidigkeit und Wärme auf der Haut. Es entstand eine gelöste Hingabe der Neugeborenen in die Massage, ein gegenseitiges Annehmen und Vertrauen stellte sich ein. Diese unmittelbare Berührung und ganzheitliche Form der Babymassage, auch der empfindlichsten Stellen wie der Fontanelle, gaben mir Vertrauen und ließen mich mutig meine Neugeborenen in die Hände nehmen; fast könnte ich es als Teigkneten bezeichnen. Für mich als Vater war es ein besonderes Erlebnis, die Babymassage kennenzulernen. In meinem Herzen bin ich glücklich darüber, daß ich mir die Zeit genommen habe, die Massage bei meinen zwei Kindern anzuwenden und auch zu genießen.«

Stefan Kreissel, Gestalter HFG, Zürich

»Vor zwei Jahren kam Frau Scheibler in unsere Klinik und zeigte uns die Babymassage der Newar. Die Erfahrungswerte wurden im Team der Frühgeborenen-Station Triemli zusammengetragen.

Seit wir diese Babymassage in unsere tägliche Grundpflege eingeplant haben und sie nach Möglichkeit mit der nötigen Ruhe und Zeit durchführen, fühlen wir uns wirklich für das Wohl des Kindes verantwortlich. Durch die intensive Beobachtung und Berührung können wir das Kind ganzheitlich besser beurteilen, Defizite erkennen und ihm das Gefühl von Geborgenheit vermitteln.

Alle Eltern erhalten die Gelegenheit, die Babymassage zu lernen und bei ihrem eigenen Kind täglich durchzuführen. Die Kontaktaufnahme wird dadurch gefördert und intensiviert. Den Eltern wird ein gewisser Freiraum zugestanden, indem sie nach ihren eigenen Vorstellungen mitpflegen können. Sie werden sensibilisiert, die Massage gezielt einzusetzen (z. B. bei Koliken, Unruhe, Obstipation). Gleichzeitig können Berührungsängste, vor allem bei zu früh geborenen und kleinen Kindern abgebaut werden.«

Frühgeburten-Team, Triemli-Spital, Zürich

»Nasma Scheibler-Shresthas Massage hat Dino sehr gut getan. Seither versuche ich, es ihr nachzumachen. Nur bin ich noch nicht so sicher, wie fest ich Dino massieren kann. Für mich ist er immer noch so ungewohnt klein und zerbrechlich. Aber er zeigt viel Kraft und macht sehr gute Fortschritte. Mich hat die Vorführung auch viel sicherer gemacht im Umgang mit Dino. Jetzt ist Dino eine Woche zu Hause. Da nehme ich mir jeden Tag viel Zeit für die Massage. Er genießt dies immer, aber bei der Gymnastik ist er sehr verspannt. Die Ärzte sagen, dies sei wegen der Frühgeburt, und es wird mit der Zeit vielleicht besser werden, sonst muß man physiotherapeutisch etwas unternehmen.

Da man in meiner Familie die Babymassage nicht kennt, bin ich froh, daß man sie mir beigebracht hat. Damit kann ich für Dino etwas Nützliches tun. Das ist viel besser, als einfach immer nur streicheln.«

Ursula Miler, Mutter, Zürich

Dank

Für die wertvolle Hilfe, die zum guten Gelingen dieses Buches führte, gebührt allen Beteiligten großer Dank. Ganz speziell möchte ich aber meiner Mutter danken, die mir das ganze Wissen vermittelte und mich in die Technik der traditionellen newarischen Babymassage einführte. Das Umsetzen, Vermitteln und Unterrichten hier in Europa war mir nur möglich dank der intensiven Beratung, Ermunterung und Förderung durch meinen Ehemann. Für seinen Rat und seine ständige Bereitschaft, als Gesprächspartner mitzuhelfen, bin ich ihm besonders dankbar. Auch in meiner Freundin Helena Eisenring hatte ich eine wichtige Beraterin. Als Fachfrau in Atempädagogik, Fußreflexzonenmassage sowie als erfahrene diplomierte Kinderkrankenschwester mit großer Nepalerfahrung stand sie mir in allen Fachfragen mit kompetentem Rat zur Seite.

Sarin und Dr. Sujan Malla-Amatya bin ich auch zu großem Dank verpflichtet, denn sie haben mir erlaubt, ihren Sohn Kushal in vielen Stunden beim Massieren fotografieren zu lassen. Ein ganz besonderer Dank geht natürlich auch an den geduldigen Kushal selbst. Mit gleicher Geduld war der Fotograf Albert Zimmermann an der Arbeit, auch ihm möchte ich ganz herzlich danken.

Dank gebührt auch allen Ärzten, Schulleiterinnen, Hebammen und Mütterberaterinnen, die es mir ermöglichten, in ihren Spitälern, Schulen, Institutionen und Vereinen mein Wissen weiterzugeben und die mir beim Schreiben dieses Buches mit Rat und Tat zur Seite standen. Ebenso möchte ich allen Eltern danken, die mir ihre Babys zur Massage anvertrauten und mir ihre eigenen Erlebnisse schilderten.

Meiner Familie danke ich besonders für das große Verständnis, das sie mir während meiner Massagetätigkeit und der Arbeit an diesem Buch entgegengebracht hat.

Nasma Scheibler-Shrestha

Dank

Dieses Buch soll ein bleibender Dank für meinen Sohn Tom sein, der mich zur Berührungskunst hingeleitet hat, und für meine Eltern, Peter und Milly Raschle-Bigger, die mich lehrten, das Essentielle im Menschen zu würdigen. Es soll auch ein Dank sein an alle, die mich durch ihr Sein aufforderten, meine verbale und nonverbale Kommunikation zu verbessern.

Last, but not least bedanke ich mich bei den Mitarbeitern des dtv für ihre Kreativität und die konstruktive Zusammenarbeit.

Ruth Lehmann

Nachwort

Ich habe Nasma Scheibler in den achtziger Jahren kennengelernt. In unserer Klinik beobachteten wir Ihre Massage anfangs mit Skepsis, denn damals wurden Geburtshelfer und Neonatologen sowie Hebammen und Eltern von Empfehlungen zur Verbesserung der Eltern-Kind-Beziehung überflutet. Nebst wissenschaftlichen Erkenntnissen konnte man allenthalben auch mystische, zum Teil nicht harmlose Ratschläge hören. Die Qualität der newarischen Babymassage und vor allem die ruhige und kompetente Art und Weise, auf die Nasma Scheibler sie vermittelt, haben mich jedoch überzeugt.

Die Newar-Babymassage eines gesunden Neugeborenen ist vom Standpunkt der Neonatologie her zu empfehlen. Dank der exakten Beschreibungen in diesem Buch ist auch gewährleistet, daß sie korrekt angewendet wird. Das gut abgestimmte Zusammenspiel von Fotos, Zeichnungen und Text gibt auch hiesigen Anwendern die nötige Sicherheit.

Junge Eltern werden heute mit Informationen, die ihr Kind betreffen, überschüttet. Die Optimierung der Eltern-Kind-Beziehung ist eines der wichtigsten Anliegen der modernen Neonatologie. Die korrekt angewandte Babymassage in der Newar-Tradition ist komplizierten theoretischen Überlegungen in vielerlei Hinsicht überlegen.

Ich hoffe, daß dieses Buch vielen jungen Eltern helfen wird, leichte Zugang zu ihrem Kind zu finden.

Dr. med. Peter Sigg
Chefarzt der Neonatologie im Spital
Schweizerische Pflegerinnenschule Zürich